はじめに

本書は，現在の有床義歯学会（JPDA：Japan Plate Denture Association）の前身であるJDA（Japan Denture Association）における学術大会の内容が基になっております．

2014年のJDA学術大会は，「検証！ 総義歯でもっとも大事なのは何か？」というテーマで開催され，総義歯の製作過程をもう一度再評価し，はたしてどのステップが最も重要なのかを検証するシンポジウムを行いました．

もちろん，すべてのステップが重要であることは言うまでもありません．

しかし，いろいろな枝葉をそぎ落とし，重要な幹を再認識しようとすることが，シンポジウムの趣旨でした．

そのシンポジウムを踏まえ，さらなる知見を加えたうえで，このたび書籍として再構成したものが本書『総義歯治療で最も大事なことは何か？』です．

*

臨床においてはそれぞれの術者の能力の違いや，各医院での環境による臨床術式の違いにより，教科書通りの結果が得られないことがあります．

しかし，総義歯治療の重要な幹をしっかりと押さえることで，誰もが質の高い総義歯を製作することができ，高い患者満足度を得ることができるでしょう．

本書の中では各執筆者がそれぞれの立場から，各ステップの重要ポイントについてエビデンスと経験に基づいて記述しております．

そのすべてが「正確な顎間関係」という重要な幹を踏まえたうえで，症例に応じたアレンジメントをも可能としています．

*

ぜひ本書を通して臨床の幹を再認識していただき，新人であれベテランであれ，より多くの歯科医師が総義歯治療を得意になっていただければ幸いです．

2017年秋

編著者　阿部二郎・亀田行雄

目次

はじめに		3
執筆者一覧		8

Ⅰ 導入

"患者に受け入れられる総義歯" を文献から考察する —— 松丸悠一 —— 9

現在に至る臨床論文の潮流	10
1．総義歯に関する論文と EBM の概念について	10
2．より単純で効果的な術式への注目	10
義歯製作のコンセプトには何が大切か	12
1．患者満足度と義歯の質の関連について	12
2．適切な下顎位とは——補綴専門医によるコンセンサス	13
"患者満足" に向けて何が大切か	14
まとめ	15

Ⅱ 適切な下顎位を得るために大事なこと

1 「咬合」が最も大事！ —— 齋藤善広 —— 17

咬合採得が最も大事	18
咬合採得の目的	18
咬合採得の要件	19
なぜ無歯顎者の咬合採得は難しいのか	19
実際の咬合採得法	22
1．術者誘導法	22
2．ゴシックアーチ描記法を併用したタッピング法	22
アペックスの捉え方	23
ゴシックアーチ描記法と採用すべき下顎位について	24
咬合採得と義歯調整	24
まとめ	26

2 「ゴシックアーチ」が最も大事！ —— 山崎史晃 —— 27

無歯顎の咬合採得	28
1．有歯顎症例よりも難しい無歯顎の咬合採得	28
2．咬合採得を間違った症例	28

3．実は難しい，ワックスバイトによる咬合採得 ……………… 29
　　1）ワックスを均等に軟化させる難しさ ……………… 29
　　2）広く平らな咬合接触面 ……………… 30
Go-A とは？ ……………… 30
　1．Go-A の利点 ……………… 30
　2．あまり臨床で取り入れられていない Go-A ……………… 30
　3．Go-A を臨床に取り入れるために——着脱自由で堅固なヨーロッパの
　　Go-A 装置 ……………… 31
症　例 ……………… 33

Ⅲ　十分な維持力を発揮する下顎義歯を作るために大事なこと

1 「レトロモラーパッド」が最も大事！ ……………… 市川正人 ……………… 35

レトロモラーパッドの解剖学的特徴 ……………… 36
　1．レトロモラーパッド ……………… 36
　2．翼突下顎ヒダ，翼突下顎縫線 ……………… 36
　3．BTC ポイント（Buccal mucosa and Tongue side wall
　　Contact point） ……………… 37
　4．染谷のスジ ……………… 38
「レトロモラーパッドが最も大事！」の６つの理由 ……………… 38
　理由1：咬合平面設定および下顎臼歯部人工歯排列の基準 ……………… 38
　理由2：咬合圧に対するクッション効果 ……………… 38
　理由3：辺縁封鎖域としての役割 ……………… 38
　　1）レトロモラーパッド部封鎖のメカニズム ……………… 38
　　2）レトロモラーパッド部封鎖の吸着効力 ……………… 39
　理由4：扱いが困難であるがゆえの重要性 ……………… 42
　理由5：易変形性 ……………… 42
　　1）あるがままの粘膜の形 ……………… 42
　　2）閉口無圧印象 ……………… 44
　理由6：総義歯治療を楽しくする効果 ……………… 44

2 「舌のポジション」が最も大事！　　　　　　　　　佐藤勝史　45

舌の後退位とその頻度 ··· 46

力学的安定の観点からみる舌の後退位 ··························· 47

義歯吸着の観点からみる舌の後退位 ······························ 48

  1．舌の後退位が及ぼす義歯吸着への影響 ··················· 48

  2．舌の後退位の分類 ··· 48

  3．舌の後退位への対処法 ····································· 51

    1）生理的対処法 ··· 51

    2）外科的対処法 ··· 51

    3）技工的対処法 ··· 52

3 「印象採得」が最も大事！　　　　　　　　　　　亀田行雄　55

印象採得は大きな誤差を含みやすい ······························ 56

印象採得の精度は咬合採得の精度に影響する ··················· 59

印象採得方法は何がよいのか ······································· 59

  1．簡便な方法と複雑な方法の比較 ··························· 59

  2．機能印象法の優位性 ·· 60

  3．適合がよく，辺縁封鎖ができる印象法がよい ··········· 60

新卒でもできる，吸着する総義歯製作法 ·························· 60

  1．フレームカットバックトレーによる概形印象 ··········· 61

  2．下顎総義歯吸着のための各個トレー外形線 ·············· 62

  3．術者主導でなく患者主導の閉口機能印象 ················ 62

  4．ゴシックアーチ描記法を用いた咬合採得 ················ 63

  5．人工歯排列 ··· 63

  6．総義歯完成 ··· 64

4 「人工歯排列」が最も大事！　　　　　　　　　　松下　寛　65

人工歯の排列位置の重要性 ·· 66

人工歯排列の2つの大きな役割と原則 ···························· 67

  1．機能的側面での人工歯排列の重要性 ····················· 67

    1）周囲組織と調和した「本来歯があった位置」に排列し，義歯の
　　　維持安定を高める ··· 67

    2）症例によっては歯槽頂間線法則が有効な場合もある ··· 68

3）下顎吸着総義歯を達成する必要条件として ································· 69

　　4）咬合機能時の両側性・前後バランスを達成しやすくする ················· 70

　2．審美的側面での人工歯排列の重要性 ································· 70

　　1）審美的に調和した「本来歯があった位置」を推測する ················· 70

　　2）細かい顔貌との調和は，実際に口腔内で排列位置を調整する ········· 71

　　3）人種による上顎前歯部排列位置が異なる可能性の示唆 ············· 72

Ⅳ　まとめ

総義歯治療で最も大事なことは何か？ ················· 阿部二郎 ········· 73

重要視されるべき2つの課題 ································· 74

快適な咬合高径と適正な水平下顎位の採得 ································· 74

　1．印象よりも咬合採得が大切 ································· 74

　2．印象は重要ではないのか？ ································· 75

強い維持力を発揮する下顎義歯吸着印象 ································· 76

　1．総義歯製作技術が変わるべき時代：下顎コンパウンド印象法と
　　吸着法 ································· 76

　2．より高度な吸着成功率を保つために ································· 77

人工歯排列と咬合様式の重要性は？ ································· 77

スピーディーな技術躍進 ································· 78

おわりに ································· 78

索引 ································· 79

執筆者一覧

（五十音順／＊は編者）

＊阿部 二郎 （あべ じろう）

〒182-0002　東京都調布市仙川1-12-43　2F
阿部歯科医院
有床義歯学会（Japan Plate Denture Association：JPDA）名誉会長
東北大学大学院歯学研究科 口腔システム補綴学分野 臨床教授
神奈川歯科大学 顎咬合機能回復補綴医学講座 客員教授

市川 正人 （いちかわ まさと）

〒919-1138　福井県三方郡美浜町河原市3-2
市川歯科医院
有床義歯学会（Japan Plate Denture Association：JPDA）役員

＊亀田 行雄 （かめだ ゆきお）

〒332-0015　埼玉県川口市川口4丁目2-41-101
医療法人D&Hかめだ歯科医院
有床義歯学会（Japan Plate Denture Association：JPDA）会長

齋藤 善広 （さいとう よしひろ）

〒981-0943　宮城県仙台市青葉区国見4丁目2-1
くにみ野さいとう歯科医院
有床義歯学会（Japan Plate Denture Association：JPDA）役員
岩手医科大学歯学部 臨床教授

佐藤 勝史 （さとう かつし）

〒999-3747　山形県東根市板垣大通り8
佐藤歯科医院　ラ・フランスオフィス
有床義歯学会（Japan Plate Denture Association：JPDA）役員

松下 寛 （まつした ひろし）

〒154-0012　東京都世田谷区駒沢3-27-8
まつした歯科
有床義歯学会（Japan Plate Denture Association：JPDA）役員

松丸 悠一 （まつまる ゆういち）

〒060-0062　北海道札幌市中央区南2西3-12-2　トミイビルNo.37　3F
コンフォート入れ歯クリニック
有床義歯学会（Japan Plate Denture Association：JPDA）役員

山崎 史晃 （やまざき ふみあき）

〒939-0234　富山県射水市二口438-1
やまざき歯科医院
有床義歯学会（Japan Plate Denture Association：JPDA）役員

Ⅰ 導入

"患者に受け入れられる総義歯"を
文献から考察する

松丸悠一

本稿では"患者に受け入れられる総義歯"について，質の高い文献に注目しながら，①現在に至る臨床論文の潮流，②義歯製作のコンセプトには何が大切か，③"患者満足"に向けて何が大切か，という3つのテーマに分けて考察してみたい．

❖ 現在に至る臨床論文の潮流

1．総義歯に関する論文とEBMの概念について

　総義歯治療とその研究の歴史は長く，近年のインプラント支持補綴に関する論文の爆発的増加と比較して減少しているとはいえ，その数は非常に多い（図1-1）[1,2]．

　一方1990年代より，歯科医療においてもEBM[3]，つまり比較研究に基づいた科学的根拠（エビデンス）を参考にするという，客観性を追求する動きが盛んになってきた．医師は目の前の患者から問題点を抽出し，解決に結びつけるための情報の収集に当たるが，そのときにその情報のエビデンスレベル（Hierarchy）を知ったうえで患者に適応させる，というものである（図1-2）．

　振り返れば，このような概念が確立する以前の研究報告はその手法や評価もさまざまであり，義歯のクオリティと患者満足は関係ない，といった報告も多い[4〜7]．たとえばCritchlowら（2010）[8]は，「優れた義歯の製作が患者の満足につながるであろう証拠は様々かつ矛盾した様相を呈している」と報告している．

2．より単純で効果的な術式への注目

　現在，インプラント支持による補綴物は治療オプションとしての地位を確立し，従来では改善できなかった問題に対して対応できるようになってきた．その一方で，不適切に本法が選択された結果，治療費用や患者の身体的負担が増大する構図も生まれている．これを踏まえ，総義歯治療においては，治療の質を維持しながらそのコストをどのように削減できるのか，といったことが強調されるようになった[9〜11]．

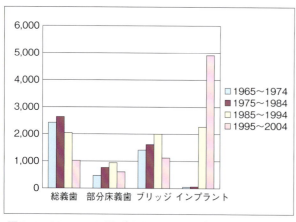

図1-1　Medlineに挙げられた，1965年〜2004年までの補綴4分野の10年ごとの論文数（文献[2]より）．

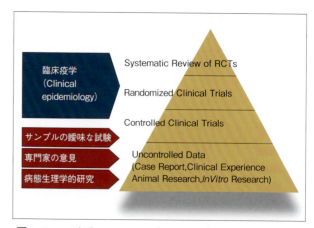

図1-2　エビデンスレベル（Hierarchy）．問題点に対して情報を集め，そのエビデンスレベルを知ったうえで適応することが大切である．

“患者に受け入れられる総義歯”を文献から考察する　*11*

　このような意識の高まりとともに，「手間のかかる複雑な術式」と「単純な術式」を比較した信頼性の高い比較研究[12〜15]が報告されてきている（図1-3 〜図1-5）．Paulinoら（2015）[16]はこのテーマに関するSystematic Reviewを行い，「複雑な術式が簡単な術式よりもメリットがあるといえない」と述べている．

☑ 研究デザイン：ランダム化比較試験
☑ 被験者：34 名（フォローアップ時）
☑ 介入と比較対照：

	単純な製作方法	複雑な製作方法
ヒンジアキシス・フェイスボウの利用	なし	あり
側方チェックバイトの利用	なし	あり
バランスドオクルージョンの達成	なし	あり
ラボサイドでの重合後リマウント	あり	なし
チェアサイドでの新たな CR バイトによるリマウント	なし	あり

☑ 評価方法：インタビュー (満足／不満足)
☑ 結果：装着後 5 年，20 年で両手法に有意差は認めなかった．

図 1-3　Hickeyら（1969）[12]，Ellingerら（1989）[13]による，単純な製作方法と複雑な製作方法についての比較試験．

☑ 研究デザイン：ランダム化比較試験
☑ 被験者：105 名（フォローアップ時）
☑ 介入と比較対照：

	単純な製作方法	複雑な製作方法
印象	既製トレー アルジネート印象	個人トレー コンパウンドによる筋形成 ポリエーテルラバー印象
咬合採得と咬合器へのマウント	平均値咬合器	フェイスボウトランスファー 半調節性咬合器
チェアサイドでのリマウント	なし	あり

☑ 評価方法：VAS(Visual Analogue Scale) による患者満足度
☑ 結果：装着後 3カ月，6カ月で両手法に有意差は認めなかった．

図1-4　Kawaiら（2005）[14]による，単純な製作方法と複雑な製作方法についての比較試験．

☑ 研究デザイン：ランダム化クロスオーバー比較試験
☑ 被験者：20 名
☑ 介入と比較対照：

	単純な製作方法	複雑な製作方法
咬合採得	ワックスリム	ゴシックアーチトレーシング
咬合器へのマウント	平均値設定の咬合器	フェイスボウトランスファー 顆路調整した半調節性咬合器
咬合様式と使用人工歯	犬歯および第一小臼歯ガイド 解剖学的人工歯	バランスドオクルージョン リンガライズド人工歯

☑ 評価方法：VAS(Visual Analogue Scale) による患者満足度
☑ 結果：「総合満足度」「安定」「審美」では単純な製作方法のグループが有意に満足度が高かった．

図1-5　Heydeckeら（2008）[15]による，単純な製作方法と複雑な製作方法についての比較試験．

評価項目	評価方法
顎間関係の再現性（Woelfel法）	後方で開閉口を繰り返した場合の中心位と最大咬頭嵌合位が一致する程度
上顎義歯の維持（Woelfel法）	顔面の運動および，前歯部・臼歯部を下方へ引いた脱離力への抵抗程度
上顎義歯の安定（Woelfel法）	第一大臼歯部へ負荷を加えた場合の抵抗程度
下顎義歯の維持（Woelfel法）	下顎中切歯部人工歯間にCPITN-Cプローブにて上方へ脱離力を加えた場合の抵抗程度
下顎義歯の安定（Woelfel法）	第一大臼歯部へ負荷を加えた場合の抵抗程度
適切な安静空隙の有無	Willis法を用いて安静空隙を算出

図1-6 Fenlonら（2004）[17]による，義歯のクオリティに関する評価項目と評価方法．

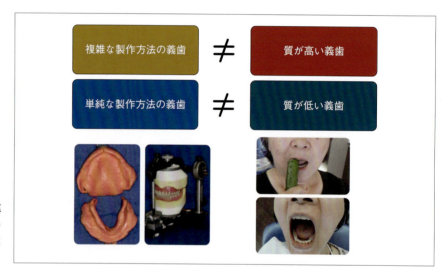

図1-7 義歯の製作法と義歯の質の違い．複雑な製作方法が必ずしも噛める，外れない義歯を保証するものではない．

❖ 義歯製作のコンセプトには何が大切か

1．患者満足度と義歯の質の関連について

　前述までを振り返ると，義歯製作へのこだわりは"患者満足"に関係ないのではないか，との戸惑いに近い疑問が残る．ここで，信頼性の高い統計手法を用い，装着時の義歯のクオリティと患者満足度の関係を検証したFenlonら（2004）の論文[17]に注目したい．これによると，装着3カ月後まで義歯のクオリティは患者満足度に相関する．義歯のクオリティに関する評価項目は，「顎間関係の再現性」「維持」「安定」そして「適切な安静空隙の有無」の4項目である（図1-6）．ここで確認すべきことは，術式を評価しているわけではないということ，義歯の製作方法とその質は違うということ，である．われわれは"複雑な製作方法イコール高い品質の義歯"と想像してしまうが，視点が異なることに気をつけなければならない．もちろん，単純な製作方法

DENTURE QUALITY PARAMETER	相関係数	P値
審美的リップサポート	−0.12	0.538
審美的Lower Lip Line	0.18	0.351
上顎義歯の安定	0.34	0.064
下顎義歯の安定	0.42	0.039*
上顎義歯の維持	0.24	0.194
下顎義歯の維持	0.54	0.005*
バランスドオクルージョン	0.04	0.854

図1-8　術者評価による義歯のクオリティと患者満足度の相関．下顎義歯の安定，および下顎義歯の維持に有意な正の相関を認める（文献[18]より）．

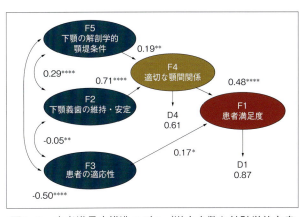

図1-9　患者満足度構造モデル（潜在変数と統計学的有意パス）．新義歯に対する患者の満足度が，適切な顎間関係と強く関連し，適切な顎間関係には下顎義歯の維持・安定が強く関連する（文献[19]より）．

の義歯が質の低い義歯であるとは限らない（**図1-7**）．

　では，義歯のクオリティで重要なものは何だろうか．Alfadda（2014）[18]は，義歯のクオリティを構成する基本的要素と患者満足度の関係を検証し，下顎義歯の"安定"と"維持"の2項目のみが患者満足度と有意な相関があったとしている（**図1-8**）．臨床では，維持・安定が獲得できていない上顎義歯が原因で患者満足度が非常に低いという場面にしばしば遭遇する．しかし，一般的に上顎義歯の維持・安定は獲得しやすく，下顎義歯の維持・安定の程度によって患者満足度に差を生じさせていることは想像するにかたくない．

　では，なぜ下顎義歯の維持・安定が患者満足度を高めるのであろうか．単純に外れないから満足しやすいわけではなさそうである．Fenlonら（2008）[19]は系統的なデータをまとめ，患者満足度に関わる因子をモデルを用いて報告した．これによれば，患者満足度に強く影響を与えるのは適切な顎間関係であり，適切な顎間関係の獲得に影響を与えるのが下顎義歯の維持・安定である，と報告している（**図1-9**）．

　これを臨床に置き換えてイメージすると，維持・安定した下顎義歯であるほど咬合診査・咬合調整が適切に実施しやすい感覚に一致する．Alfadda（2014）[18]も，「臨床的に安定した下顎義歯は，患者の満足にとってもっとも重要な決定因子である」と述べている．

2．適切な下顎位とは――補綴専門医によるコンセンサス

　では，適切な下顎位とはどのようなものか．Owen（2006）[10]はDelphi法を用い，

14　Ⅰ 導入

国　名	回答者数
オーストラリア	2
ブラジル	1
ベルギー	1
カナダ	4
ドイツ	1
ギリシャ	3
オランダ	1
インド	1
イスラエル	1
イタリア	2
日本	2
米国	7

国　名	回答者数
韓国	1
レバノン	1
ニュージーランド	1
ノルウェー	1
フィリピン	1
カタール	1
スペイン	1
スウェーデン	1
スイス	1
タンザニア	1
英国	4
ウルグアイ	1

図1-10　一次アンケートに回答した補綴専門医の国名と人数．以降，計3回のアンケートを行って90％以上の合意が得られた内容をまとめている（文献[10]より）．

　総義歯製作に関する国際的コンセンサスを検討し，以下のような合意を得た．抽象的ではあるが，世界の補綴専門医の意見として参考になるのではないだろうか（図1-10）．

> ・望ましい咬合高径にて，記録材やゴシックアーチ描記法などを用い，中心位を記録すべきである．
> ・設定した咬合高径には，安静空隙があるべきである．これは個々の患者に対して機能・発音・審美的に適切かつ十分でなければならない．
> ・咬頭嵌合位は，不安定や筋・関節の不調和を引き起こさずに，患者自らが復位できるものでなければならない．その際，臼歯部が均等に接触しているべきである．

❖ "患者満足" に向けて何が大切か

　義歯製作については，適切な下顎位，そして下顎義歯の維持・安定を備えていることが"患者満足"に向けて重要であるといえる．しかし，一方で忘れてはならないのが，患者のパーソナリティや術者−患者関係である．総義歯臨床においてこれらが患者の満足度に影響を与えることは古くから知られており[20]，術者・患者相互の対人評

価や，患者自身が審美的な選択に関わっていることが患者満足度に影響する，と報告されている[21, 22]．

また，Carlsson（2006）[2]や Palla（1997）[23]は，技術的にクオリティの高い義歯を提供するよりも患者と友好な関係を築くことのほうが重要である，と述べている．やはり，患者に受け入れられる義歯は，患者自身が精神的にもそれを受け入れていなければならないことに改めて注意しなければならない．

❖ ま と め

本テーマから得られる知見は，下記のようにまとめることができる．

- ・大切なことは適切な下顎位を設定することであり，そのために下顎義歯の維持・安定の獲得は重要となる．
- ・治療を成功させるうえで，義歯ではなく患者を相手にしていることを忘れてはならない．

もちろん，文献から明確な結論を出すことはできない．しかし，そこから「わかっていること」を知ることは，臨床医にとって必要ではないだろうか．

参考文献

1) Carlsson GE, Omar R : The future of complete dentures in oral rehabilitation. A critical review. J Oral Rehabil, 37（2）：143-156, 2010.
2) Carlsson GE : Facts and fallacies : an evidence base for complete dentures. Dent Update, 33（3）：134-142, 2006.
3) Evidence-Based Medicine Working Group : Evidence-based medicine. A new approach to teaching the practice of medicine. JAMA, 268（17）：2420-2425, 1992.
4) Carlsson GE, Otterland A, Wennström A, Odont D : Patient factors in appreciation of complete dentures. J Prosthet Dent, 17（4）：322-328, 1967.
5) Berg E, Ingebretsen R, Johnsen TB : Some attitudes towards edentulousness, complete dentures, and cooperation with the dentist. A study of denture patients attending a dental school. Acta Odontol Scand, 42（6）：333-338, 1984.
6) Beck CB, Bates JF, Basker RM, Gutteridge DL, Harrison A : A survey of the dissatisfied denture patient. Eur J Prosthodont Restor Dent, 2（2）：73-78, 1993.
7) Diehl RL, Foerster U, Sposetti VJ, Dolan TA : Factors associated with successful denture therapy. J Prosthodont, 5（2）：84-90, 1996.
8) Critchlow SB, Ellis JS : Prognostic indicators for conventional complete denture therapy : a review of the literature. J Dent, 38（1）：2-9, 2010.
9) Feine JS, Carlsson GE, Awad MA, Chehade A, Duncan WJ, Gizani S, et al : The McGill consensus statement on overdentures. Mandibular two-implant overdentures as first choice standard of care for edentulous patients. Gerodontology, 19（1）：3-4, 2002.
10) Owen CP : Guidelines for a minimum acceptable protocol for the construction of complete dentures. Int J Prosthodont, 19（5）：467-474, 2006.
11) Kawai Y, Murakami H, Takanashi Y, Lund JP, Feine JS : Efficient resource use in simplified complete denture fabrication. J Prosthodont, 19（7）：512-516, 2010.
12) Hickey JC, Henderson D, Straus R : Patient response to variations in denture technique. I. Design of a study. J Prosthet Dent, 22（2）：158-170, 1969.
13) Ellinger CW, Wesley RC, Abadi BJ, Armentrout TM : Patient response to variations in denture technique. Part VII: Twenty-year patient status. J Prosthet Dent, 62（1）：45-48, 1989.
14) Kawai Y, Murakami H, Shariati B, Klemetti E, Bloomfield JV, Billette L, et al : Do traditional

techniques produce better conventional complete dentures than simplified techniques?. J Dent, 33 (8)：659-668, 2005.

15) Heydecke G, Vogeler M, Wolkewitz M, Türp JC, Strub JR：Simplified versus comprehensive fabrication of complete dentures：patient ratings of denture satisfaction from a randomized crossover trial. Quintessence Int, 39 (2)：107-116, 2008.

16) Paulino MR, Alves LR, Gurgel BC, Calderon PS：Simplified versus traditional techniques for complete denture fabrication：a systematic review. J Prosthet Dent, 113 (1)：12-16, 2015.

17) Fenlon MR, Sherriff M：Investigation of new complete denture quality and patients' satisfaction with and use of dentures after two years. J Dent, 32 (4)：327-333, 2004.

18) Alfadda SA：The relationship between various parameters of complete denture quality and patients' satisfaction. J Am Dent Assoc, 145 (9)：941-948, 2014.

19) Fenlon MR, Sherriff M：An investigation of factors influencing patients' satisfaction with new complete dentures using structural equation modelling. J Dent, 36 (6)：427-434, 2008.

20) Hirsch B, Levin B, Tiber N：Effects of dentist authoritarianism on patient evaluation of dentures. J Prosthet Dent, 30 (5)：745-748, 1973.

21) Auerbach SM, Penberthy AR, Kiesler DJ：Opportunity for control, interpersonal impacts, and adjustment to a long-term invasive health care procedure. J Behav Med, 27 (1)：11-29, 2004.

22) Hirsch B, Levin B, Tiber N：Effects of patient involvement and esthetic preference on denture acceptance. J Prosthet Dent, 28 (2)：127-132, 1972.

23) Palla S：Occlusal considerations in complete dentures. Ed：McNeill C, In：Science and practice of occlusion. 457-467, Quintessence, Chicago, 1997.

II 適切な下顎位を得るために大事なこと

1

「咬合」が最も大事！

齋藤善広

❖ 咬合採得が最も大事

　総義歯治療が成功したかどうかを判断する際の指標は，患者満足度である[1]．つまり，術者がイメージする印象採得や義歯形態がどれほど達成されたかではなく，患者が新しい義歯を受け入れ，どれほどの満足度が得られたかによって決定される．

　Fenlon[2,3]は，「顎間関係の正確性」が患者満足度に関して最も優位性が高い，と述べている．したがって，咬合採得が適切に行われれば，多くのケースで高い満足度が得られるはずである．しかしながら，無歯顎患者の咬合採得が確実に行える方法論については，未だに不十分で歯切れも悪いのが現状であろう．

　そこで本稿では，無歯顎者における咬合採得の目的や咬合採得を困難にする背景，そして特にゴシックアーチ描記法を併用したタッピング法による下顎位採得について述べてみたい．

❖ 咬合採得の目的

　咬合採得は，上下の作業模型を3次元的に唯一の関係で咬合器に付着するために行われる．すなわち，患者が適切な咬合高径で閉口したときの顎間関係を咬合器上に再現することを目的としている（**図2-1**）．その顎間関係は，完成義歯が口腔内に装着されて人工歯の咬頭嵌合位が位置付けられたとき，患者が咀嚼の終末位や嚥下位として素直に受け入れられるものでなければならない．

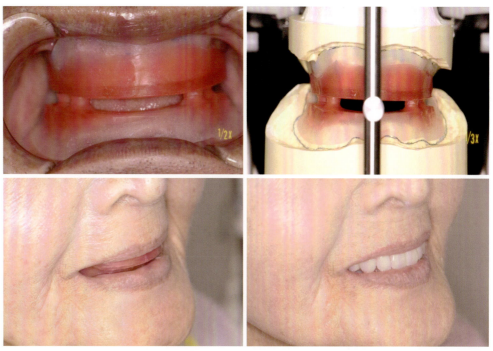

図2-1　咬合採得の目的．患者の顎間関係をろう堤を用いて咬合器上に再現する．咬合器上で製作された義歯は，やがて患者の口腔内に装着される．

❖ 咬合採得の要件

咬合採得では，基準ろう堤に調整された咬合床を用いて，①中切歯切縁の位置，②上顎ろう堤による咬合平面，③咬合高径，④水平的下顎位，⑤リップサポート，を決定する．

そして最終的には，完成した上下義歯が審美性と機能性を兼ね備え，患者自身の自然な閉口運動の終末において，前後・左右的に「水平的なズレがない」（図2-2）ことと，「咬合の不均衡がない」（図2-3）ことが要件となる．

すなわち，咬頭嵌合する直前に上下人工歯の咬頭干渉がなく，粘膜面における義歯床のズレが触知できないことと，咬頭嵌合したときに義歯床が粘膜面に対し同時等圧で沈下した状態にあること，が求められる．

❖ なぜ無歯顎者の咬合採得は難しいのか

東ら[4]によれば，個性正常咬合である人の関節円板位置をMRIで確認してみると，20％程度でしか両側の関節円板が下顎頭の上に正位しておらず，正常な顎関節像をどのように定義してよいか不明である，と述べている．また，阿部ら[5]は歯の喪失によって顎関節にかかる機能圧が大きく減少し，無歯顎になった後の顎関節の形態

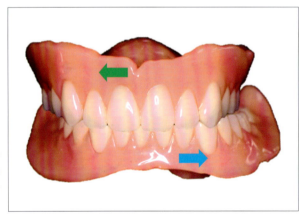

図2-2 水平的なズレ．咬頭嵌合位の直前で上下の義歯が揺れる．嚥下時の義歯ズレは義歯性口内炎の原因となる．

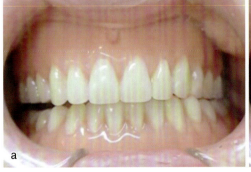
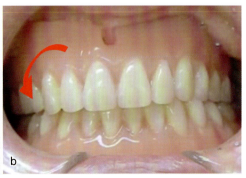

図2-3 咬合の不均衡．咬頭嵌合位で左右人工歯の接触が同時に行われず（a），咬頭嵌合時には義歯が傾くことになり（b），義歯床が粘膜面に均等に同時等圧に沈下しない．

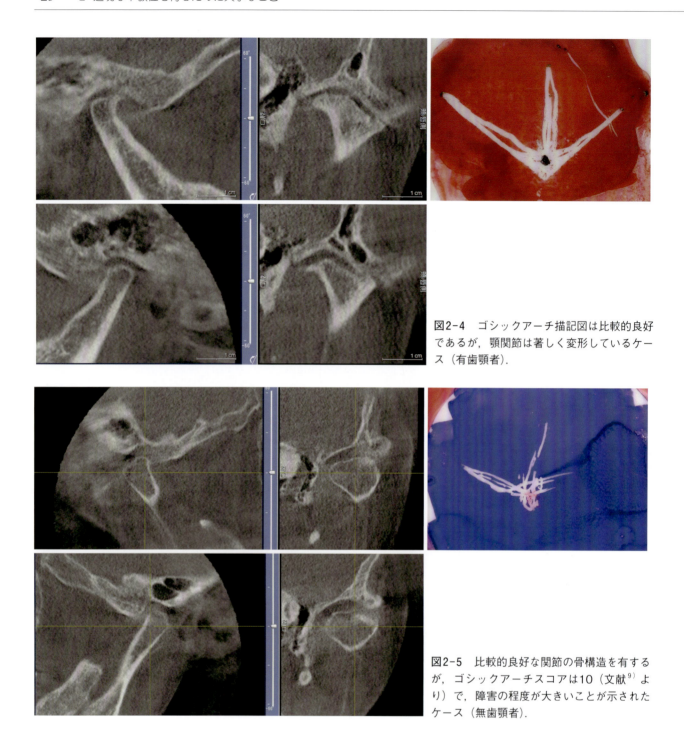

図2-4 ゴシックアーチ描記図は比較的良好であるが，顎関節は著しく変形しているケース（有歯顎者）．

図2-5 比較的良好な関節の骨構造を有するが，ゴシックアーチスコアは10（文献[9]より）で，障害の程度が大きいことが示されたケース（無歯顎者）．

変化が著しい，と述べている．無歯顎に至るまで歯を喪失しながら生きてきた患者の顎関節は，常に変化し，新たな適応を繰り返していると考えるのが自然であろう．

歯科用CTを用いた観察では，変形の少ないきれいなゴシックアーチを描記したとしても顎関節の形態が著しく変形している場合[6]（図2-4）や，逆に形態が良好であってもゴシックアーチが正常に描かれない場合もあり，顎関節の形態と機能は必ずしも一致していない（図2-5）．

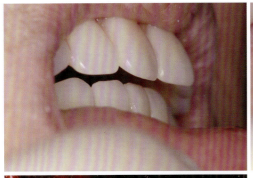
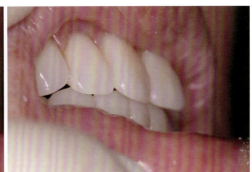
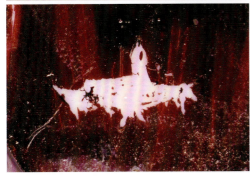

図2-6 義歯装着直後には後方位で咬合しようとしていたが，やがて咬合採得時の前方位に落ち着いたケース．ゴシックアーチではアペックスが不明で，スコア10と障害の程度が大きかった．

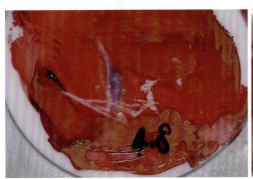
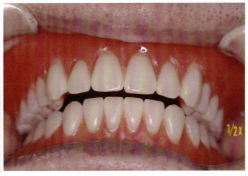

図2-7 咬合採得時にはゴシックアーチスコアが9で，安定した前方タッピングポイントを採用したが，試適時には後方位で咬合したため，再咬合採得の後，再排列して義歯を完成させたケース．

　染谷[7]は「今日の中心位」ということを述べ，下顎位が必ずしもピンポイントに一定の位置にあるのではなく，あらゆる刺激によって変化しやすいものであることを示した．特に外来で遭遇するのは前後的二態咬合の症例などで，患者の当日の緊張度が強いときには，アペックスに近接した位置にタッピングが収束するものの，緊張度が長続きせず，やがて前方位に落ち着いたり（図2-6），その逆で，義歯製作過程においては前方位で再現性のあるタッピングをしたものの，後日では後方位に大きく変位をする場合もある（図2-7）．

　以上のように，顎関節は中枢，咀嚼系筋群，顎関節の構造など，歯の喪失過程という時間軸の中でそれなりの履歴を有し，今現在の下顎位はこれまでの包括的な結果として表現されていると考えられ，その臨床像が多様であるがゆえに，咬合採得が困難な背景になっている．

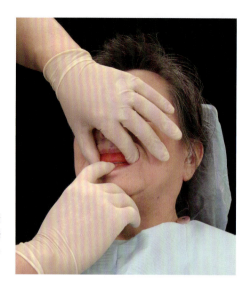

図2-8 下顎位の誘導．ろう堤を用いた術者誘導法による咬合採得では，顎関節に負荷をかけず筋の緊張のない状態で採得する．患者の自発的なタッピングポイントと一致するかどうかを確認する．

❖ 実際の咬合採得法

　一般的に行われる総義歯の咬合採得方法は，おおむね①術者誘導法[8]と②ゴシックアーチ描記法を併用したタッピング法[9]であると思われる．特殊な機器や装置を用いる方法は一般的ではないが，ゴシックアーチトレーサーは認知度も高く簡便性が高いことから，導入しやすい顎機能検査方法である．

　これら2つの方法に共通しているのは，患者ごとに変わる安定して再現性のあるタッピングポイントが採得すべき下顎位である，ということである．

1．術者誘導法

　術者誘導法においては，負荷を与えないようにゆっくり下顎を誘導して咬合採得を行うことが推奨されている．実際には，基準ろう堤をもとにチェアサイドで調整された咬合床を用いて，軽く上下の咬合床を押さえながらそっと閉口してもらい，顎関節にいかなる負荷をも与えず，上下の咬合床がズレなく接触する位置を固定する（図2-8）．

　小林ら[10]は，術者誘導と患者タッピングが一致したところが下顎位として採用可能である，と述べている．また，誘導した位置にタッピングが一致しない場合は，誘導し直すことを推奨している．

2．ゴシックアーチ描記法を併用したタッピング法

　ゴシックアーチ描記法は，顎関節のポステリアガイダンスの動きを平面の描記板に投影する顎機能検査方法である．そのためゴシックアーチトレーサーは，直接，総義歯の下顎位を決定する装置とはいえない．タッピングポイントがゴシックアーチ描記図の中でどの位置に収束するのかを把握することで，その妥当性を評価しているので

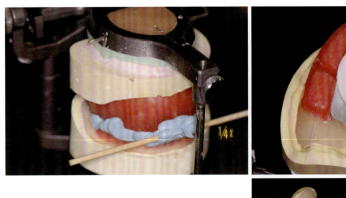
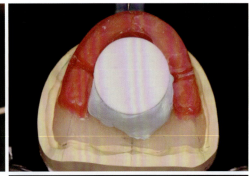
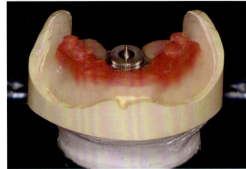

図2-9 術者誘導法によって一次咬合採得が行われ,簡易スプリットキャスト法により咬合器に付着した.咬合床にゴシックアーチトレーサーを装着する.

ある(図2-9).

もし,義歯の製作過程で下顎位にズレがみられたとき,ゴシックアーチによる記録があれば,どちらの方向にどのように変化したかの考察が可能となり,繰り返しの失敗を防ぐことができる[11].

❖ アペックスの捉え方

ゴシックアーチは,Posseltによる3次元的な下顎限界運動路のうち,一定の咬合高径における水平面に現れる図形である[12]と考えられる.Posseltは,有歯顎者の咬頭嵌合位が下顎の最後方位よりも1.25±1.0mm前方にあることを述べ,最後方位と咬頭嵌合位が一致する場合は12%であった,としている[13](図2-10).また,自験の無歯顎者の咬合採得においても,アペックスとタッピングポイントが一致する場合は13%であった[9].

保母の著書[12]の中で,Gysi[14]は,アペックスを中心位または中心咬合位と考える,とはするものの,中心位が必ずしも咬頭嵌合位と一致するとは述べていない(図2-11).また,Posselt(1952)らは,有歯顎者の中心位と咬頭嵌合位には少なからずズレが存在することを述べている(図2-12).

わが国においては,歴史的に,アペックスと義歯の咬頭嵌合位が一致するかのような誤解が継承されている場合も見受けられる.アペックスはあくまでも自力滑走運動の最後方位であり,左右の側方下顎限界運動路が交わる点である.アペックスが最終的に採用すべき下顎位となるのは,10分の1程度の患者のみである[9,13].

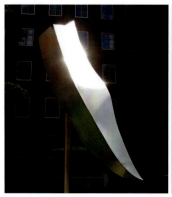
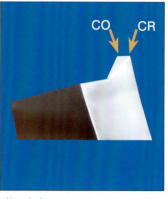

図2-10 スウェーデン・マルメ大学の中庭にあるポッセルトの像．中心位（CR）と中心咬合位（CO）*にはズレがあることが示されている．
*中心咬合位と咬頭嵌合位は同義語（歯科補綴学専門用語集）．

ゴシックアーチアペックスは 中心位 あるいは 中心咬合位 である	
Gysi A	1934
High FM	1934
Fisher R	1935
McCollum BB	1939
Granger ER	1952
Stuart CE	1959
Grasso JE, Sharry J	1968
雨宮幸三，川添堯彬ら	1970

図2-11 ゴシックアーチアペックスを中心位または中心咬合位とする学派．アペックスに咬頭嵌合位が一致する場合も存在するが，当時の中心位の解釈は術者主導の最後方位であったと思われる（文献[10]より）．

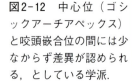

図2-12 中心位（ゴシックアーチアペックス）と咬頭嵌合位の間には少なからず差異が認められる，としている学派．

中心位と咬頭嵌合位との距離について			
Posselt	（1952）	1.25±1.0mm，一致しているのは12%	
Schuyler	（1959）	習慣的閉口路はターミナルヒンジアキシス運動路の約1mm前方	
Hodge	（1967）	前後的ズレの値は0.44±0.54mm（n=101）	
Lauriten	（1974）	MIOP（前方のズレ），LIOP（側方のズレ）の存在	
Ramfjord	（1971）	0.5〜0.8mmの自由域が必要	
	（1974）	歯の位置で0.3〜0.5mm，顆頭部で0.2mmの自由域	
Dawson	（1974）	0.2mmの差，ワイドセントリック理論	
Solnit	（1988）	少量のロングセントリックを同一高径に両立	

❖ ゴシックアーチ描記法と採用すべき下顎位について

　求めるべき下顎位について林[15]，市川[16]らは，前方運動路上でアペックスよりも0.5〜1.0mm前方位で1mm程度の範囲内に収束するタッピングポイントを採用する，としている（図2-13）．阿部[17]は，タッピングが収束せずに変位している症例の存在を認識すべきである，と述べ，同時に試行錯誤的に下顎を位置付ける必要性についても言及している．側方に変位していたり，タッピングが収束せずバラツキが生じていたりする場合には，治療用義歯を用いて，ある程度の時間をかけて安定した下顎位に誘導するのも有効であろう．

❖ 咬合採得と義歯調整

　鈴木[18]は，適正な下顎位で製作された義歯であれば調整回数が少ないことを述べ，おおむね1カ月以上で6回を超える場合には予後良好とはいえない，としている．実際の臨床では，下顎位に大きなズレがなければ義歯の咬頭嵌合位をワイドに調整することによって，多少曖昧なままであっても，患者の適応能力を借りて落ち着いているケースも少なくないのではないか，と推察される．

1 「咬合」が最も大事！　25

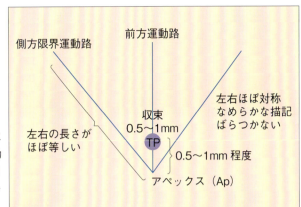

図2-13　顎機能に障害のない症例において求めるべき下顎位は，前方運動路上に現れるアペックス（Ap）よりも前方の安定したタッピングポイント（TP）である（文献[18]より）．

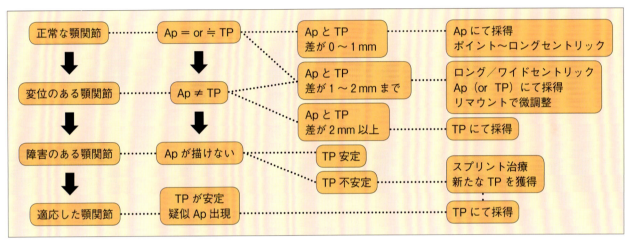

図2-14　顎関節の生涯像と咬合採得についての筆者の考え．

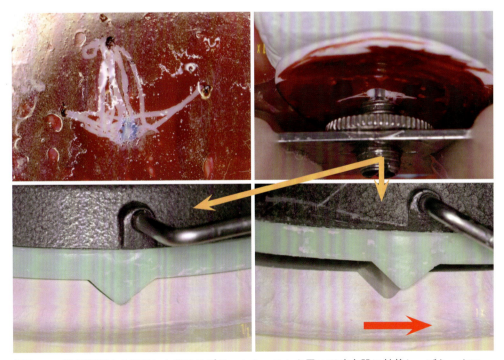

図2-15　術者誘導法で採得した後にスプリットキャストを用いて咬合器に付着し，ゴシックアーチ描記法を併用したタッピングポイント法を行うことで，変位があるかどうかを判断することができる．

❖ ま と め

　咬合採得は義歯を口腔内に正確に装着するために必須であり，患者満足度に直結するため，義歯製作においては最も大事であるといえる．患者の多様性に対応しながら適正な下顎位を採得するためには，多角的に評価することが有効であると考えられる（**図2-14**）．なかでもゴシックアーチ描記法を用いた咬合採得においては，アペックスが最良という神話にとらわれることなく，安定したタッピングポイントを採用すべきである（**図2-15**）．

　筆者は，術者誘導法に加え，ゴシックアーチ描記法を併用したタッピング法を行うことで，エラーの少ない咬合採得が可能であると考え，強く推奨している．

参考文献

1）阿部二郎：総義歯難症例　誰もが知りたい臨床の真実. 11-12, 医歯薬出版, 東京, 2013.

2）Fenlon MR, Sherriff M：An investigation of factors influencing patients' satisfaction with new complete dentures using structural modelling. J Dent, 36（6）：427-434, 2008.

3）Fenlon MR, Sherriff M：Investigation of new complete denture quality and patients' satisfaction with and use of dentures after two years. J Dent, 32（4）：327-333, 2004.

4）東　高志, 茂野啓示ら：多次元 MRI を用いた顎機能診断への期待. 歯界展望, 17（5）：795-821, 2011.

5）阿部伸一, 井出吉信：加齢による顎骨の変化　第4回顎関節の解剖と歯牙喪失後の形態変化. 歯科学報, 99：435-443, 1999.

6）齋藤善広：バイトアイによる咬合接触の評価—質の高い咬合を求めて—. 補綴臨床, 46（4）：411-426, 2013.

7）染谷成一郎：欠損歯列・無歯顎の診断と治療. 179-197, 医歯薬出版, 東京, 1995.

8）菅野博康：咬合採得時の下顎位を考える. 顎咬合誌, 12（2）：47-55, 1991.

9）齋藤善広：総義歯咬合採得におけるゴシックアーチとタッピングポイント記録についての統計分析—描記図の定量的評価とゴシックアーチスコアによる形態的評価との関連について—. 顎咬合誌, 29（4）：252-265, 2009.

10）小林賢一ほか：ゴシックアーチ描記法と下顎位の決定. 歯界展望, 123（2）：370-377, 2014.

11）齋藤善広：ゴシックアーチの診断的意義. 補綴臨床, 43（1）：39-53, 2010.

12）保母須弥也ほか：咬合学. 130-176, 228-238, クインテッセンス出版, 東京, 1995.

13）Posselt U：Studies in the mobility of the human mandible. Acta Odont Scand, 10：1-150, 1952.

14）Gysi A：The problem of articulation. Dent Cosmos, 52（1）：1-19, 1910.

15）林　都志夫：全部床義歯補綴学. 167-183, 医歯薬出版, 東京, 1980.

16）市川哲雄ら：総義歯を用いた無歯顎治療. 80-89, クインテッセンス出版, 東京, 2004.

17）阿部晴彦：SHILLA SYSTEM の概念とその臨床活用. 80-95, クインテッセンス出版, 東京, 2006.

18）鈴木清貴ら：全部床義歯患者の義歯調整回数に関する研究—タッピングポイントの安定性との関連—. 補綴誌, 45：106-116, 2001.

II 適切な下顎位を得るために大事なこと

2

「ゴシックアーチ」が最も大事！

山崎史晃

咬合採得の目的は，患者の上下顎の顎間関係を記録し，咬合器上に再現することである．これに誤差が生じると，完成義歯の咬み合わせや義歯研磨面の形態に影響するため，義歯製作上で非常に重要な工程の1つとされている[1]．したがって，患者満足度の高い総義歯のために最も大切なことは「適正な咬合位」を求めることであり，本稿では，その診断方法の1つであるゴシックアーチ（以下Go-A）について述べたいと思う．

❖ 無歯顎の咬合採得

1．有歯顎症例よりも難しい無歯顎の咬合採得

ほとんどの無歯顎者では，歯牙の喪失・顎堤吸収に伴い，咬合の低位・変位や顎関節の変形が認められ，咀嚼機能も不正な状態にある．さらに，歯牙という動かない基準を用いて顎位の診査をすることのできる有歯顎者に比べ，軟らかい顎堤の上で，動きやすい咬合床を用いて診査しなければならないため，その手法はさらに難しくなる．そのため，不確定要素の多い無歯顎症例では，一度で望ましい咬合採得をしようと思わないで，安定した位置を求めて何度も咬合の確認をする必要がある．

2．咬合採得を間違った症例

本症例は，シリコーン印象材を用いた精密印象，ろう堤による咬合採得（ワックスバイト）を行い，吸着安定のよい上下総義歯を製作した．しかし，患者は来院のたびに咬みにくいと訴え，調整開始から1カ月経っても改善させることができなかった．注意深く観察すると，患者がリラックスしているときの顎位は，製作した義歯の顎位より数mm後退していることに気付いた（**図3-1**）．咬合器にリマウントして咬合の確認・修正を行った結果，患者の訴える違和感を改善させることができた．

咬合採得時に，ワックスバイトに加えてGo-Aによる評価を行い，水平的顎位を視覚的に確認していれば，このようなエラーを防ぐことができたのではないか．また，もしエラーを犯したとしても，もっと早く気付くことができたと考えている．

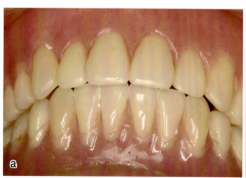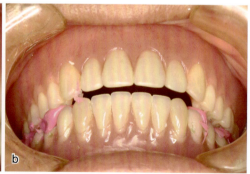

図3-1 aは新義歯の咬頭嵌合位，bは1カ月後に気付いた患者本来の適正な咬合位．義歯製作時の咬合採得を前方位で行ってしまったことがわかる．

3．実は難しい，ワックスバイトによる咬合採得

われわれが日常行っている，ワックスバイトによる咬合採得は，安価で簡便なため広く臨床で取り入れられている．その一方で，以下のような理由からエラーを起こしやすい手法であることを理解しておかなければならない．

1）ワックスを均等に軟化させる難しさ

ワックスの軟化の度合いや，軟化からの経過時間によって，咬合採得時の左右のワックスバイトの硬さは大きく異なる．ワックスバイトの硬さが左右で異なると，咬合床は粘膜の被圧変位量の範囲で変位する．さらに，ワックスには硬化時に収縮変形する特性があるため，正しい咬合位を咬合器に再現することが難しくなる（図3-2-a）．

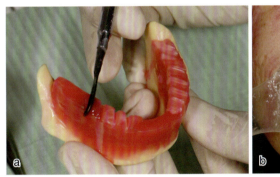
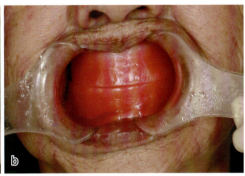

図3-2　ワックスバイトの難しさ．
a：ワックスには硬化時に収縮変形する特性があるため，正しい咬合位を咬合器に再現することが難しい．
b：面と面が接するワックスバイトでは，患者の咬合は咬みやすいほうにシフトする．また，咬合平面が傾いていると咬合床は変位しやすい．

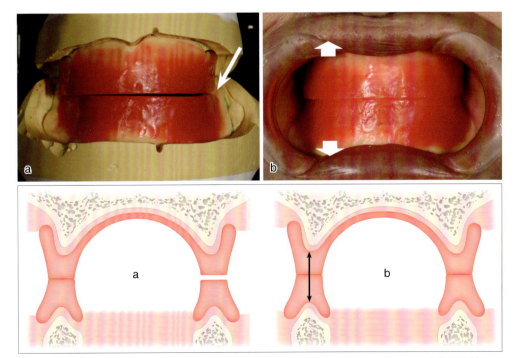

図3-3　完成義歯の咬合位より，意図的に左側を2mm低くした咬合床（a）を口腔内に装着したところ，粘膜の被圧変位の範囲で右側の咬合床が沈下するため（b），口腔内の見かけ上では，左右均等に咬み合っているようにみえる．

2）広く平らな咬合接触面

　面と面が接触するワックスバイトは，患者の咬み癖を誘発しやすい（**図3-2-b**）．さらに，決定した咬合位が患者の水平的顎運動のどこに位置するのかを視覚的に確認することができない．ワックスバイトによる咬合採得の誤差は2mm程度で，その後の試適時やリマウント時に調整しながら，最終的に誤差を0.1mmの範囲内に近づけていくと報告されている[2]．しかし，義歯は顎堤粘膜の被圧変位量の範囲内で動くため，その誤差を口腔内で修正していくことは困難である（**図3-3**）．

　したがって，ワックスバイトに加えてGo-Aによる咬合の再確認を行うと，咬合採得の信頼性が増し，人工歯排列等，その後の工程を安心して進めることができる．

❖ Go-Aとは？

　顎運動の記録法の1つで，定められた咬合高径における下顎の前方・側方限界運動の軌跡（Go-A）をもとに水平的顎位の決定や診断を行う方法である．Go-Aが描く菱形は，下顎の左右・側方限界経路を表すため再現性が高く，その交点であるGo-Aの頂点（アペックス）は顎位の診断のための基準点として，タッピングポイントは筋肉位としてのタッピング運動の収束点として比較検討して，顎位の診査に用いる．

　日本補綴歯科学会『有床義歯補綴診療のガイドライン』では，「ゴシックアーチ描記法は，描記針がゴシックアーチの頂点に一致した位置で，口腔内の上下咬合床を固定することにより，適切な水平的顎関係を付与することが可能となる」と紹介されている（Grade B：中等度の科学的根拠）．

1．Go-Aの利点（図3-4）

① 定められた咬合高径における下顎の水平的な位置を客観的・視覚的に判定することができる．

② 下顎の水平的な限界運動とタッピングポイントを比較して咬合位を診断することができる．

③ セントラルベアリング方式であるため，咬合力を中央に均一化することが可能で，咬合床の変位が少ない．

2．あまり臨床で取り入れられていないGo-A

　Go-Aによる顎位の診査は，古くはGysiの時代から紹介されている手法で，わが国の健康保険にも認められている．それにもかかわらず，一般的には総義歯臨床にGo-Aによる顎位の診査はあまり取り入れられていない．その理由は次のとおりである．

① 基礎床の適合が悪いと患者は違和感を感じ，リラックスして顎運動を行うことが難しい．

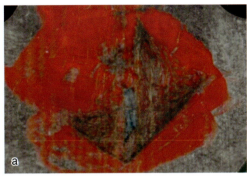 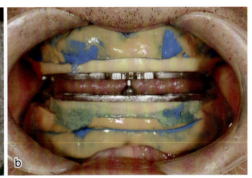

図3-4 Go-Aの利点.
a：水平的顎運動の軌跡を視覚的に確認することができる.
b：セントラルベアリング方式のGo-Aは，描記針とプレートの位置が適切であれば咬合床の変位が少ない.

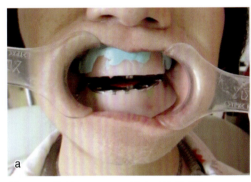 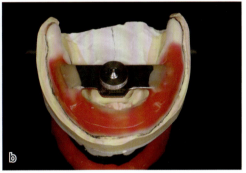

図3-5 筆者のGo-Aに対する苦手意識.
a：描記中に基礎床が動くと，患者はリラックスしてGo-Aを描くことができない．したがって，基礎床を顎堤粘膜に適合させ維持・安定をよくしなければならない.
b：ワックスリムの上に装着したGo-A描記装置は，口腔内の温度や患者の咬合力で壊れて正確な描記を行うことが難しい.

② Go-A装着による舌の圧下のため，咬合位が後方に下がることがある.

③ アペックスとタッピングポイントが一致する症例は30％以下と少ないため，Go-Aだけで顎位を診断することができない.

④ Go-A診査のために来院してもらう必要があり，治療回数が多くなる．さらに技工料金がかかる.

　筆者も，Go-A描記時に咬合床が安定せず，患者が顎運動を上手く行えなかったこと（図3-5-a）や，ワックスに固定していたプレートが描記中に外れてしまった経験（図3-5-b）からGo-Aに苦手意識があった．しかし，吸着安定のよい義歯を製作しても，咬合採得にエラーがあると患者が義歯を受け入れない，という症例を多く経験したため，もう一度，Go-Aによる咬合診査を臨床に取り入れることにした.

3．Go-Aを臨床に取り入れるために──着脱自由で堅固なヨーロッパのGo-A装置

　自由に着脱できて，さらに機械的にしっかり固定されて安定したGo-A描記装置であるイボクラール社のナソメーターMやアマンギルバッハ社のセントロフィクスを

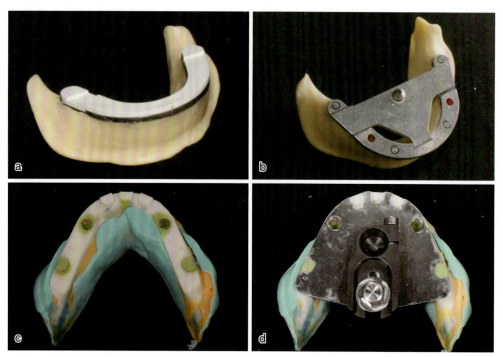

図3-6 着脱自由で堅固なGo-A装置．
a・b：イボクラールビバデント社のナソメーターM．
c・d：アマンギルバッハ社のセントロフィックス（輸入販売：白水貿易）．

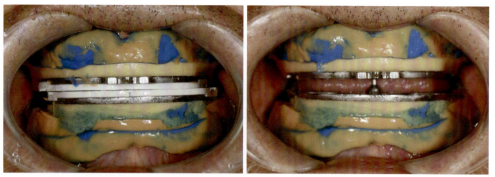

図3-7 精密印象後，白のプラスチックプレートを外してGo-A装置を装着する．よく適合し，維持・安定のよい印象体を使って，ただちにGo-Aによる診査を行うことができる．

使用することによって（図3-6），Go-Aによる顎位の診査が筆者の総義歯臨床のルーチンワークになった．

まず，Go-A描記装置を外して（図3-6-c），閉口機能印象用の基礎床として精密印象を行う．次に，この最も口腔粘膜に適合し，維持・安定のよい印象体付き基礎床にGo-A描記装置を装着し（図3-6-d），水平的顎運動の記録を行う（図3-7）．いきなり顎位の診査を行うのではなく，印象採得から同一の基礎床を使っているため，患者はこの装置に慣れていて，さらに外れる心配もないためリラックスした状態でGo-Aの診査を行うことができる．維持・安定がよい装置で，患者がリラックスした状態で診査を行うことが，咬合採得を成功させる大切なポイントと考えている．

2 「ゴシックアーチ」が最も大事！　33

> **症 例**　義歯のゆるみを解決したい（65歳，男性）

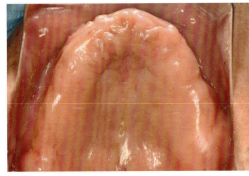
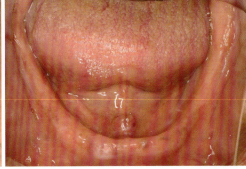

図3-8　顎堤の吸収はそれほど著しくなく，吸着して維持・安定のよい上下義歯を製作することが可能と診断した．

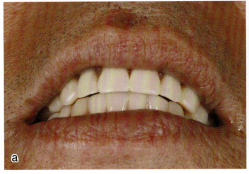
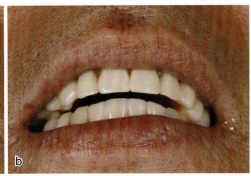

図3-9　咬頭嵌合位と後退位の差が3mm認められた．
a：旧義歯の咬頭嵌合位．
b：誘導した後退位．

❖ 症　例

　患者は65歳の男性で，義歯が外れやすくなったことを主訴に来院した．顎堤は吸収の少ない良形だが（図3-8），咬合位は咬頭嵌合位と下顎後退位に前後の大きなばらつきが認められる（図3-9）．これらの顎位が水平的顎位のどこに位置するのか，また，下顎がさらに後退するのかどうかを診査するために，ナソメーターMを使ってGo-Aによる診査を行った．まず，シリコーン印象材を用いて閉口機能印象を行ったところ，十分に維持・安定のよい印象を得ることができた．その後，吸着して維持・安定のよい印象材付きの基礎床にナソメーターMを装着して，Go-Aの描記を行った（図3-10）．

　Go-Aの診査では，アペックスとタッピングの位置が大きく異なるため（図3-11），どこを適正な咬合位と診断すればよいか判断に迷った．注意深く観察し，術者が誘導しなくても「後ろで咬んで」と指示するとアペックス付近で咬合することが可能であったため，アペックスを基準に咬合位を決定した．この患者は，咀嚼時には前後に大きな顎運動を行う可能性が高いため，顎運動がスムーズになるようにロングセントリックを歯科技工士に指示した．試適時には，スムーズで安定したタッピングを行うことが可能であったため，この咬合位は再現性が高いと判断した（図3-12）．前歯で咬み切ることができるように，また，経年的に咬合位が前方にシフトしていくことを防止するため，完成義歯の前方にアンテリアプラットホームを付与した（図3-13）．

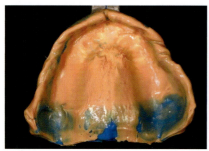 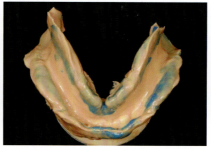 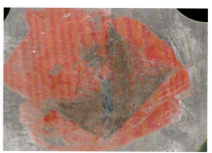

図3-10 コシのあるシリコーン印象材でボーダー部の辺縁形成を行い，その後，フローのよい印象材で全体をウォッシュする．その後，適合した印象体にGo-A装置を装着する．

図3-11 Go-Aの軌跡はきれいな三角形を描いているが，アペックスとタッピングの差が3mm離れている．

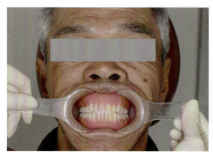 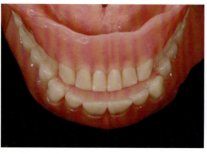 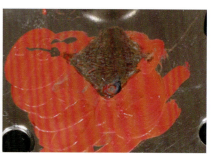

図3-12 試適時，義歯完成時に，患者の咬合位を注意深くチェックする．患者はこの咬合位に適応し，タッピングも安定していた．

図3-13 前歯のクリアランスが大きいため，アンテリアプラットホームを付与．これにより前歯で咬み切ることが可能になり，さらに経年的に顎位が前方にシフトすることを防止する．

図3-14 義歯装着1カ月後のGo-A．アペックスとタッピングが近似してきた．

　義歯装着1カ月後に再びGo-Aにて咬合を確認したところ，アペックスとタッピングが近似していた（**図3-14**）．咬合が安定すると，下顎義歯の吸着もさらに向上した．本症例でGo-A診査を行わず，水平的顎運動のイメージができていなかったら，おそらく前方位で咬合採得してしまい，いつまで経っても咬みにくい，満足度の低い義歯になっていたのではないだろうか．

　患者満足度の高い総義歯製作の秘訣は，「適正な咬合位」を与えることであり，Go-Aによる診査は，その再現性向上のために有効な手法である．

参考文献

1) Fenlon MR, Sherriff M：An investigation of factors influencing patients' satisfaction with new complete dentures using structural equation modelling. J Dent, 36（6）：427-434, 2008.
2) 染谷成一郎：咬合の再構成 下顎位決定のプロセス―習慣性咬合による下顎位の決定．歯科技工, 29（7）：855-859, 2001.
3) 平尾謙二ほか：コンプリートデンチャーの咬合採得．補綴誌, 39（5）：793-815, 1995.
4) 鈴木清貴ほか：全部床義歯患者の義歯調整回数に関する研究―タッピングポイントの安定性との関連．補綴誌, 45（1）：106-116, 2001.
5) 小林賢一ほか：ゴシックアーチ描記法と下顎位の決定．歯界展望, 123（2）：370-377, 2014.
6) 堤 嵩詞：ゴシックアーチによる診断について．歯科技工, 39（6）：682-689, 2011.
7) 齋藤善広：総義歯咬合採得におけるゴシックアーチとタッピングポイント記録についての統計分析―描記図の定量的評価とゴシックアーチスコアによる形態的評価との関連について―．顎咬合誌, 29（4）：252-265, 2009.

Ⅲ 十分な維持力を発揮する下顎義歯を作るために大事なこと

1

「レトロモラーパッド」が最も大事！

市川正人

Ⅲ 十分な維持力を発揮する下顎義歯を作るために大事なこと

　総義歯製作にとって最も大事なものは何か．その答えとして，顎堤の限られた一部分に過ぎないレトロモラーパッドを挙げるのは無謀に思えるかもしれない．しかし，レトロモラーパッド固有の解剖学的特徴から派生する臨床上の意義，あるいは捉える上での留意点をみたとき，総義歯製作に与える影響の大きさを知ることになる．

　本稿では，まずレトロモラーパッドの解剖学的特徴を挙げ，次いでそれに基づく「レトロモラーパッドが最も大事！」であることを示す6つの理由を順に説明していきたい．なお，6つの理由の掲載順は，あくまでも構成上の順序であり，その重要性を意図したものではないことをあらかじめ断っておく．

❖ レトロモラーパッドの解剖学的特徴

1．レトロモラーパッド

　レトロモラーパッドは臼後隆起といい，下顎歯槽堤後端にある粘膜の膨らみ（図4-1）で，構造上より前後の2部に区別される．前方部分（臼後乳頭 retromolar papilla）は，結合線維のみからなる円形または半円形の硬い小隆起で，後方部分（狭義の臼後隆起 retromolar pad）は，疎性結合組織と粘液腺（臼後腺 retromolar gland）からなる軟らかい円形の隆起である[1,2]．通常，この両者を合わせて「レトロモラーパッド retromolar pad」と称している[3]．

2．翼突下顎ヒダ，翼突下顎縫線

　開口時のレトロモラーパッドは，翼突下顎ヒダの伸張に伴って後上方へ引っ張られ，形態が大きく変化する（図4-2）．

　また，翼突下顎ヒダの1層後方には翼突下顎縫線が存在する．ここから前方へは頬筋の中間部分が，また後方へは上咽頭収縮筋が起始する．これらの筋は嚥下時に大きく収縮するため，そのすぐ前方のレトロモラーパッドの形態も変化することになる[4]．

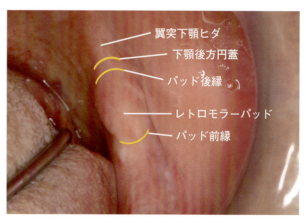

図4-1　レトロモラーパッド（以下，図表ではパッドという）は，臼後三角上にある粘膜隆起で，閉口時ではその後方は下顎後方円蓋で折り返し，翼突下顎ヒダを経て翼突上顎切痕（ハミュラーノッチ）部へつながる．

3．BTCポイント（Buccal mucosa and Tongue side wall Contact point）

　閉口時を中心に，レトロモラーパッド上では頬粘膜と舌の側縁が接触した状態にある[5]（**図4-3-a・b**）．これは有歯顎，無歯顎を問わず認められるもので，阿部二郎氏が「BTCポイント」と名付けた[6]．

　この接触は双方の粘膜が密着しているといえるほど強いものではなく，開口するにつれて頬粘膜は外方へ，舌は内下方へ移動することにより失われていく（**図4-3-c・d**）．

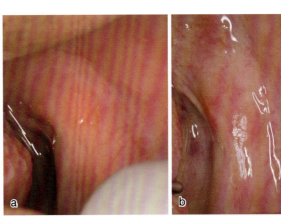

図4-2　同一患者，同一チェアタイムのパッド形態．
a：軽度開口（手指で口唇を上下に排除）．舌側に倒れ込み扇形を呈している．
b：大開口．縦に引き伸ばされ楕円形を呈している．

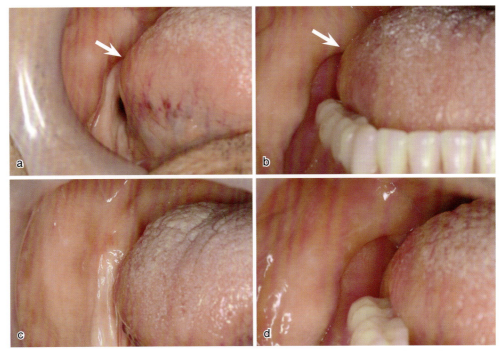

図4-3　同一患者，同一義歯装着におけるBTCポイント形成の有無．その成立（白矢印）は，開口度合い，周囲組織の緊張などに影響を受け，非常に不安定である．
a・b：軽度開口．
　a：パッド上にBTCポイントが形成され，パッド後縁部が封鎖されている．
　b：パッド部の義歯床を厚くしすぎない等の配慮を加えることで，そのBTCポイントの形成を阻害することなく，封鎖を維持したまま義歯を装着することが可能となる．
c・d：中程度開口．
　c：BTCポイントが形成されていないため，パッドが露出している．
　d：そのため，義歯床後縁部も露出し，外側性の封鎖が得られていない．

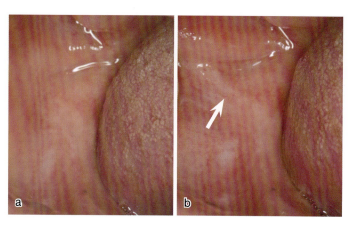

図4-4 染谷のスジ．頬粘膜を広げただけではみえなくても（a），頬粘膜を押し広げることで現れてくる（b：白矢印）．その位置と幅を確認し，これを避けてその動きを阻害しない義歯床形態にするのが肝要．

4．染谷のスジ

レトロモラーパッドの頬側の付け根には，スジ様の粘膜の張りがみられる[7]（図4-4）．このコラーゲンに富む組織は，染谷成一郎氏が注目し，報告した経緯から「染谷のスジ」と通称されている．

このスジは，嚥下時に頬粘膜を内方に強く引き込み，BTCポイントの形成に役立っている．しかし，無歯顎になると筋力の低下とともに不明瞭となり，肉眼では無歯顎堤の10％程度にしか観察できない[8]．

❖ 「レトロモラーパッドが最も大事！」の6つの理由

理由1：咬合平面設定および下顎臼歯部人工歯排列の基準
理由2：咬合圧に対するクッション効果

レトロモラーパッドの臨床的意義として，無歯顎になってもその形態と位置の変化が少ないことから，義歯製作時の咬合平面設定（図4-5）および下顎臼歯部人工歯排列（図4-6）の基準とされていることが挙げられる．また，その弾性から咬合圧に対するクッションとなり，顎堤吸収の防止に役立つとも考えられている[10]（図4-7）．これらは，「レトロモラーパッドが最も大事」の理由1，2となる．

理由3：辺縁封鎖域としての役割

レトロモラーパッドの維持にかかわる臨床的意義として，辺縁封鎖の働きがある．空気の入り口が1カ所もない義歯床全周にわたる辺縁封鎖が義歯に吸着をもたらす[6,8]．すなわち，吸着においては，義歯床周囲のすべての箇所の辺縁封鎖が同等に必要であって，どこか1カ所の辺縁封鎖の欠落あるいは破壊を他の部位の辺縁封鎖で補えるものではない．

1）レトロモラーパッド部封鎖のメカニズム

辺縁封鎖のメカニズムは部位ごとに異なるが，その原理は共通で，義歯床縁を軟ら

理由 ① 咬合平面設定および下顎臼歯部人工歯排列の基準

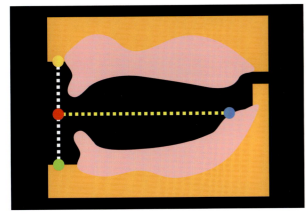

図4-5 仮想咬合平面設定の1例（黄破線）．上下唇側歯肉頰移行部間の中央（赤丸印）と左右のパッドの上縁から1/3（青丸印）の3点を基準とする（文献[6]より）．

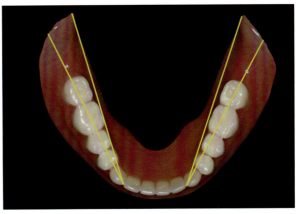

図4-6 Pound[9]は，天然歯列における下顎臼歯舌側面が犬歯近心隅角からパッドの頰・舌側面に引いた線の間にあることに着目し，この線を臼歯人工歯排列の解剖学的指標として提唱した．

理由 ② 咬合圧に対するクッション効果

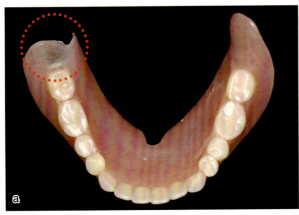

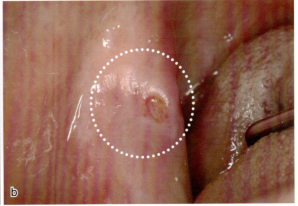

図4-7 パッドのクッション効果を物語る症例．義歯の取り落としによりパッド部床縁が破損（a：赤丸印）．その直後からパッド前方部に傷（b：白丸印）が発生した．

かい可動粘膜で包み込むことにある．そのためには，義歯床の内面と外面が軟らかい粘膜と接触することで得られる内側弁と外側弁の形成が必要となる．

レトロモラーパッド部をみてみる．その隆起の軟らかさは内側弁として機能できる（図4-8-a）．BTCポイントは，2つの粘膜の接触からなる特殊な構造ながら外側弁として利用できる（図4-3-b，図4-8-b）．

2）レトロモラーパッド部封鎖の吸着効力

BTCポイントは開口に伴って容易に離開，消失するため（図4-3-d），レトロモラーパッド部を封鎖するのは主として義歯床内面との接触である．ゆえに，義歯床によるレトロモラーパッドの十分な被覆が必要となる（図4-9）．また，BTCポイントは一般的にレトロモラーパッド後方1/3に位置している[6]．このことから，レトロモラ

理由 ③ 辺縁封鎖域としての役割

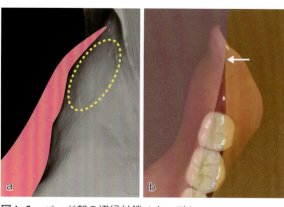

図4-8 パッド部の辺縁封鎖メカニズム.
a：内側弁. 義歯内面と軟らかい粘膜（黄丸印）との接触型封鎖.
b：外側弁. 義歯上面での頬粘膜（黄透明部）と舌（赤透明部）の接触（白矢印）による封鎖.

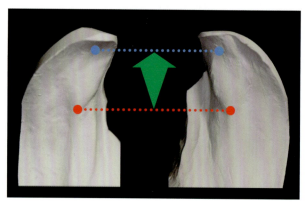

図4-9 パッドの前縁（赤丸印）～後縁（青丸印）間の軟らかい粘膜上であれば，どの位置に床縁を設定しても内側弁封鎖は成立するが，より後方ほど接触面積が広がり，はがれにくさが増大する．

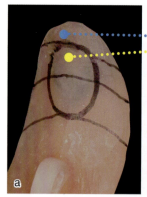 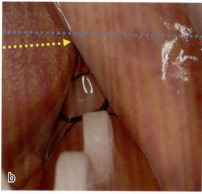 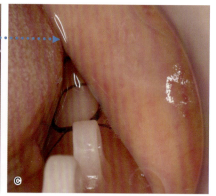

図4-10 同一患者，同一チェアタイム，同一試験床装着.
a：床後縁を下顎後方円蓋に設定した試験床.
b：パッド2/3被覆にBTCポイントの形成をみる（黄丸矢印）.
c：パッド後縁の後方にBTCポイントの形成をみる（青丸矢印）.
BTCポイント形成位置は，わずかな口腔環境の差に敏感に反応し変化する．

ーパッドの被覆は2/3以上，できるだけ後方が望ましい（図4-10）．

　これらを裏付ける客観的データを，義歯床によるレトロモラーパッド被覆量の違いが義歯の吸着力に及ぼす影響を調査した研究[11, 12]（図4-11・図4-12）にみることができる．この研究結果（表1・表2）から，レトロモラーパッドの被覆位置が前方になるほど吸着力は減退し，レトロモラーパッドを被覆しない場合では，全被覆の22％程度に減少することがわかった．また，安定した吸着力の確保には，レトロモラーパッドの2/3以上の被覆が必要であることも確認できた．

　以上，レトロモラーパッドの辺縁封鎖域としての役割とその影響の大きさが，「レトロモラーパッドが最も大事」の理由3である．

1 「レトロモラーパッド」が最も大事！　41

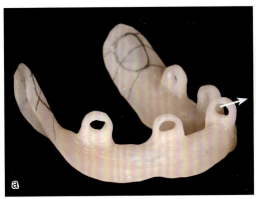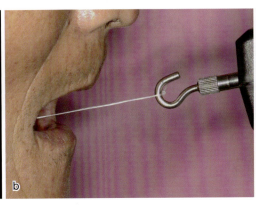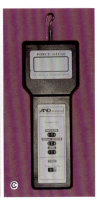

図4-11　試験床による下顎総義歯床・離脱牽引力測定試験．
a：作業用模型から製作した試験床．
b：試験床を装着し，軽度開口状態で前方へ牽引．
c：牽引力の測定に用いたデジタルフォースゲージ．

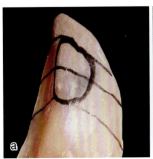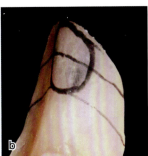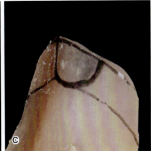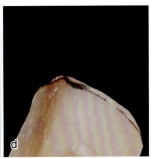

図4-12　同一試験床の左右後縁を順次削って，下顎後方円蓋（a），パッド後縁（b），中央（c），前縁（d）の4段階の後縁設定位置に対して離脱牽引力測定試験を実施．

表1　患者6名（男性2名，女性4名，平均年齢80.17歳）における4段階の後縁設定位置（下顎後方円蓋，パッド後縁，中央，前縁）に対する離脱牽引力測定試験の集計結果（単位：N）．

床後縁位置（総測定回数）	平均値±SD
下顎後方円蓋　（27回）	7.87±3.67
パッド後縁　（28回）	7.68±3.45
パッド中央　（28回）	6.16±3.54
パッド前縁　（29回）	1.77±0.59

表2　患者13名（男性7名，女性6名，平均年齢72.15歳）における2段階の後縁設定位置（下顎後方円蓋，パッド2/3被覆）に対する離脱牽引力測定試験の集計結果（単位：N）．

床縁位置（総測定回数）	平均値±SD
下顎後方円蓋　（86回）	7.88±4.81
パッド2/3被覆　（91回）	7.16±3.81

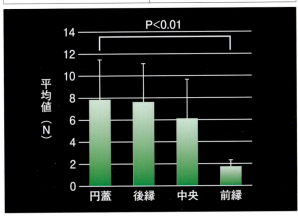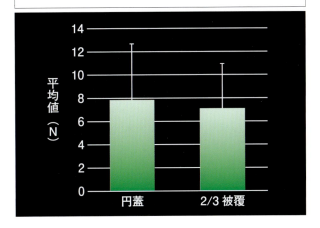

理由 ④ 扱いが困難であるがゆえの重要性

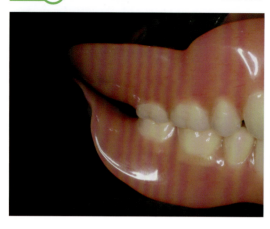

図4-13 上顎結節の過大な隆起を伴う重度のⅡ級ハイアングル症例．義歯装着時の下顎下縁平面角は52°．咬合高径，上下義歯床後縁間距離，パッド部辺縁封鎖の3者がせめぎ合った結果，本義歯ではBTCポイント形成の空間が得られてない．

理由4：扱いが困難であるがゆえの重要性

　すべての箇所の辺縁封鎖は，同等の扱いやすさで得られるわけではない．たとえば頬側部では，内側の顎堤粘膜と外側の頬粘膜から構成される内外側二重封鎖が強く安定的に機能するため，その封鎖は扱いやすい．一方，レトロモラーパッドは口腔機能動作により形態が変化するため，内側弁形成が不確実になりやすく，外側弁となるBTCポイントの形成も脆弱で不安定なことから，同部の封鎖は非常に扱いにくいといえる．また，後縁部の上下義歯床間に3mm以上の十分な空間が得られない場合には，BTCポイントの形成が望めないばかりでなく，レトロモラーパッドを十分に被覆することが困難となり，吸着が不可能となることもある[6]（**図4-13**）．

　封鎖の必要性はどの部位でも同等である．しかしその成立と持続を考えたとき，レトロモラーパッド部の封鎖は最も扱いが困難であるがゆえ，最も重要といえる．これが「レトロモラーパッドが最も大事」の理由4である．

理由5：易変形性

　レトロモラーパッドは易変形性である（**図4-14～図4-16**）．また，その全貌を知るには翼突下顎ヒダから翼突上顎切痕部に及ぶ印象が必要となる（**図4-17**）．そのため，レトロモラーパッド部の最適な印象を得るのは決して容易ではない．

1) あるがままの粘膜の形

　最適な印象とはどのような印象なのか．機能できる総義歯を考えたとき，まず必要となるのは維持力を得るための印象である[13]．そのためには，粘膜からの反発力が生じないように「あるがままの粘膜面の形」を印象する必要があり，この印象から製作された義歯は口腔感覚に違和感を生じることなく，粘膜に唾液を介して接着する快適義歯となる[14]．筆者はこの快適義歯に，特化した吸着力すなわち高度な辺縁封鎖性を兼ね備えたものが吸着義歯であると考え，日々の総義歯臨床を行っている．

理由 ⑤ 易変形性

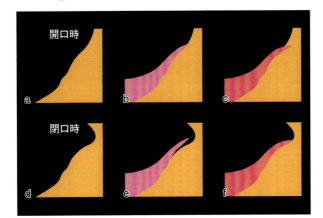

図4-14 パッドの形態変化と義歯床適合の模式図（文献15)より）．開口時で製作した義歯床（b）は閉口時には間隙が生じやすく（e），閉口時で製作した義歯床（f）は開口時にはわずかに圧迫しやすい（c）という考え方．パッドの圧迫は，ポストダムとして辺縁封鎖を強化する[16]．

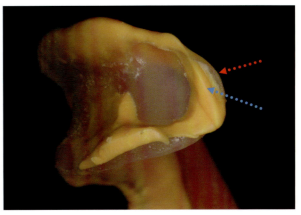

図4-15 パッドの形態変化と義歯床適合の実例．各個トレーの床後縁（赤矢印）と，閉口印象の後縁（青矢印）との間には，開口の度合いに由来すると考えられる段差が認められる．

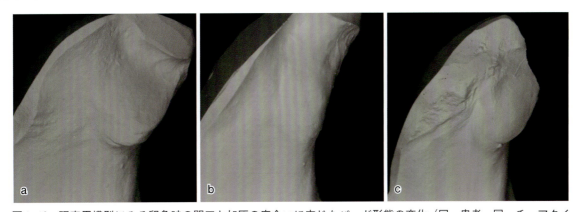

図4-16 研究用模型にみる印象時の開口と加圧の度合いに応じたパッド形態の変化（同一患者，同一チェアタイム，同一術者印象採得）．
a：印象時の加圧変形が疑われる．b：開口による形態変化が疑われる．c：望ましい安静形態に近いと考えられる．a，b，cにおけるパッド形態の違いは，パッド部の印象採得の困難さを物語っている．

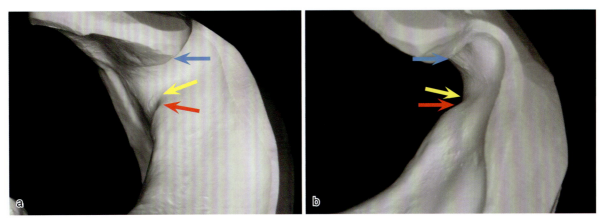

図4-17 研究用模型に求められるパッド部周辺の印象範囲．パッド後縁部（赤矢印）を知りたければ下顎後方円蓋（黄矢印）までの印象が，下顎後方円蓋を知りたければ翼突下顎ヒダ～翼突上顎切痕部（青矢印）に及ぶ印象が必要．

2）閉口無圧印象

この「あるがままの粘膜面の形」を印象するうえで最も配慮しなければならない部位は，最も変形しやすいレトロモラーパッドであることは明白である．つまり，違和感が少なく維持力のある，接着性と吸着性を兼ね備えた義歯を作る基本は，レトロモラーパッドをあるがままの形で印象することから始まる．これが「レトロモラーパッドが最も大事」の理由5である．

レトロモラーパッドのあるがままの形とは，下顎安静位における形態である[6]．したがって，その具体的印象方法は閉口無圧印象となる．

理由6：総義歯治療を楽しくする効果

吸着とは目にみえる効果であり，実感できる効果である．とりわけ，吸着困難な下顎総義歯が吸着しはじめると，歯科医師も歯科技工士も総義歯治療が楽しくなる．楽しくなると，治療にますます積極的となり，治療の質が向上し，患者満足度がさらに向上する．これが「レトロモラーパッドが最も大事」の理由6である．これはある意味，最も大切な理由かもしれない．以上，「レトロモラーパッドが最も大事」を理解していただけたであろうか．

参考文献

1）上條雍彦：口腔解剖学 第5巻 内臓学（臨床編）. 1448-1450, アナトーム社，東京，2006.
2）上條雍彦：口腔解剖学 第2巻 筋学（臨床編）. 373, アナトーム社，東京，2015.
3）本郷英彰：模型でわかる機能解剖学的下顎義歯作り. 歯科技工, 34（6）：706-736, 2006.
4）阿部伸一，上松博子，井出吉信：人工歯排列・歯肉形成にかかわる機能解剖学 ―"機能する"総義歯製作のために. 歯科技工 別冊 目でみる人工歯排列＆歯肉形成, 6-17, 2005.
5）染谷成一郎，小野木正章：総義歯の辺縁封鎖. 日本歯科評論, 546：92-106, 1988.
6）阿部二郎，小久保京子，佐藤幸司：4-STEPで完成 下顎吸着義歯とBPSパーフェクトマニュアル―全無歯顎症例に対応―. 56-78, クインテッセンス出版，東京，2011.
7）染谷成一郎：快適な辺縁封鎖のために口腔の形と床縁の形を視る. 補綴臨床, 30（1）：31-36, 1997.
8）阿部二郎：カラーアトラス 誰にでもできる下顎総義歯の吸着. 38-74, ヒョーロン・パブリッシャーズ，東京，2004.
9）Earl Pound（坂本 勲 訳，櫻井 薫 監訳）：患者との信頼関係を築く総義歯製作法―ティッシュコンディショナーを活用して―. 27-38, わかば出版，東京，2009.
10）市川哲雄，北村清一郎：総義歯を用いた無歯顎治療―口腔解剖学の視点から―. 22-48, クインテッセンス出版，東京，2005.
11）市川正人：義歯床・離脱牽引力測定実験から得られた下顎総義歯の床外形線設定位置に関する報告 第1報：義歯床によるレトロモラーパッド部被覆量の違いにおける維持力の検討. 日本顎咬合学会誌 咬み合わせの科学, 32（1-2）：57-64, 2012.
12）市川正人：下顎総義歯の吸着を求めたレトロモラーパッド周囲の床縁設定. 補綴臨床, 45（5）：550-559, 2012.
13）深水皓三，堤 崇詞：自然法則による総義歯の接着と吸着―臨床の基本と治療用義歯の考え方. デンタルダイヤモンド, 35（12）：23-51, 2010.
14）深水皓三，堤 崇詞，阿部伸一，岡田尚士：COLOR ATLAS 治療用義歯を用いた総義歯臨床. No.43：88-113, 松風，京都，2014.
15）阿部二郎，齊藤善広，佐藤勝史，糠沢真壱：下顎総義歯 吸着へのチャレンジ. 日本歯科評論, 67（10）：49-89, 2007.
16）Watt DM, MacGregor AR（小林義典，田中 武，鳥居健吾 訳）：コンプリートデンチャーの設計. 第1版：72-89, 医歯薬出版，東京，1979.

Ⅲ 十分な維持力を発揮する下顎義歯を
作るために大事なこと

2

「舌のポジション」が最も大事！

佐藤勝史

総義歯治療において，最も大事なのは「舌のポジション」である．

舌のポジションにより下顎総義歯の安定度が変化し，下顎総義歯の吸着も難しくなる場合がある．また，舌のポジションが下顎総義歯の浮き上がりの原因となったり，下顎顎堤に疼痛を引き起こすこともある．そしてひいては不安定な下顎総義歯が要因となり，適切な咬合が得られず，上顎総義歯の不安定をも生み出す可能性もある．

自分では意図どおりの形態に製作できたと思った下顎総義歯が，患者さんの口腔内では何となくうまく収まらない症例においては，ぜひこの「舌のポジション」を確認していただきたい．

❖ 舌の後退位とその頻度

開口時の「舌のポジション」は，大きく分類して正常位と後退位に分けられる．Wright ら[1~3]によると，開口時の舌の正常位とは「舌体が完全に口腔底を満たし，舌背は丸く平坦であり，舌外縁は下顎大臼歯咬合面にのっている．舌尖は，下顎前歯切縁または，切歯部歯槽頂線上にある」と定義されている．そして，開口時における舌の正常位は約75％であり，残りは舌が引っ込んだ位置，つまり後退位をとり，約25％であったと報告している．

また，舌の後退位の原因として先天的要因と後天的要因があるとしており，後天的要因の1つとして「義歯の歯列の狭さ」を挙げている．この研究はアメリカ合衆国ミシガン大学のものである．欧米人は歯の幅径の総和に対して歯列弓の顎堤が大きい傾向にあるが，日本人は歯の幅径の総和に対して歯列弓の顎堤が小さい傾向にある．したがって，Wright らが舌の後退位の後天的要因として「義歯の歯列の狭さ」を挙げていることより，日本人の有歯顎者では，欧米人に比較して歯列が狭いため，舌の後退位の頻度がより多いのではないかと推測される．

そこで，筆者の所属するスタディーグループである仙台の「月一会」および山形の「勝史塾 Jr. の会」において，「舌のポジション」についてアンケート調査を行った．それによると，有歯顎被験者128症例において，開口時における舌の正常位は56％であり，舌の後退位は44％であった．明らかに，Wright らの報告より舌の後退位が多い結果となった（**図5-1**）．主観的ではあるが，歯列がV字や叢生など明らかに狭窄している40症例においては，80％に舌の後退位がみられた．有歯顎者においても，歯列の狭窄が舌の後退位に関与しているかもしれない．

また，無歯顎被験者62症例においては，開口時における舌の正常位は25％であり，舌の後退位は75％であった（**図5-2**）．これは，Wright らのいうように，無歯顎患者においては有歯顎者に比べ義歯の歯列が狭い症例が多いためと思われる．

2 「舌のポジション」が最も大事！　47

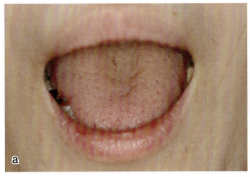
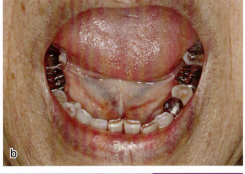

図5-1　舌の位置に関するアメリカ合衆国ミシガン大学で行ったWrightらの調査結果と，日本で行った筆者らの有歯顎の調査結果の比較．
a：正常位，b：後退位．

Wrightらの調査	正常位：約75%	後退位：約25%
筆者らの調査	正常位：約56%	後退位：約44%

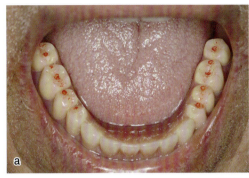

図5-2　舌の位置（無歯顎）に関する筆者らの調査結果．
a：正常位，b：後退位．

筆者らの調査　正常位：約25%　後退位：約75%

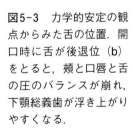
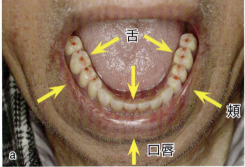
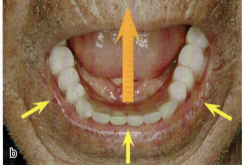

図5-3　力学的安定の観点からみた舌の位置．開口時に舌が後退位（b）をとると，頰と口唇と舌の圧のバランスが崩れ，下顎総義歯が浮き上がりやすくなる．

❖ 力学的安定の観点からみる舌の後退位

　ニュートラルゾーンとは，『歯科補綴学専門用語集』[4]によると「無歯顎の口腔内において，口腔の諸機能時に頰，唇による内方への圧と舌による外方への圧とによって全部床義歯に加わる荷重が均衡化されると想定される領域」とされ，この領域に総義歯が位置すれば安定がよいとされている．

　舌が正常位の場合，義歯を適切な形態で適切な位置に装着できれば，頰，口唇，舌の圧がバランスよく義歯に集まりやすい（図5-3-a）．しかし，舌が後退位をとれば（図5-3-b），舌の圧力が適切にかかりづらくなり，全体のバランスが崩れ，頰と口

唇の圧力により義歯が浮き上がりやすくなってしまう.

したがって，義歯の力学的安定の観点からみると，舌が正常位にあることは，後退位をとる場合よりも有利であるといえる.

❖ 義歯吸着の観点からみる舌の後退位

1. 舌の後退位が及ぼす義歯吸着への影響

上顎総義歯がそうであるように，下顎総義歯の吸着も，義歯床全体を粘膜で辺縁封鎖することで完成する[5]. 舌下部の封鎖は，同部に存在するスポンジ状の組織である舌下ヒダで行われる（**図5-4・図5-5**）.

ほとんどの症例において，閉口状態では舌の先は下顎前歯部周辺に位置している. しかし開口すると，舌がわずかに後方に引かれるがほとんど位置が変わらない正常位と，舌が後方に大きく引かれる後退位をとる場合がある.

舌が後退位をとると，舌下ヒダも後方に引かれ，同部の義歯の辺縁封鎖がはがれやすくなってしまう（**図5-6**）. もちろん，舌の後退の程度および舌下ヒダの量は，個々に程度の差があるため，舌が後退すると必ず封鎖がはがれて義歯が吸着しなくなるわけではない.

しかし，舌が大きく後退すればするほど義歯の吸着が難しくなる傾向がある. 極端な症例では，舌下ヒダのたるみがなくなり，口腔底の中に消えて真っ平らとなるものもある（**図5-7**）.

2. 舌の後退位の分類

開口時における舌のポジションの後退位について，Wright らの分類より改変し定義する（**図5-8**）.

1型：舌体が後方に引かれ，口腔底も下方に引かれて露出している. 舌が後上方に引かれるため，舌外側縁は臼歯咬合面に乗っておらず，舌尖は口腔底の中に下行している.

2型：舌体は筋肉の極端な緊張のため，後上方に向かい，舌尖は舌体の中へ入り込み，前舌の外形は方形にみえる.

前述のように，舌が後退位をとると下顎義歯の吸着を損ねやすくなる. しかし1型においては，舌および舌下ヒダが後方に引かれる結果として口腔底が下方に下がるが，2型においては，口腔底が下方に引かれる症例と口腔底が上方に上がる症例とがある.

開口時に口腔底が上方に上がる症例では，逆に舌下ヒダ部の封鎖をサポートする働きとなる. 顕著な下顎顎堤の吸収を起こしている症例で見受けられる.

また，独自に"3型"として追加するならば，「**3型**：舌根部が下方に沈下してい

2 「舌のポジション」が最も大事！　49

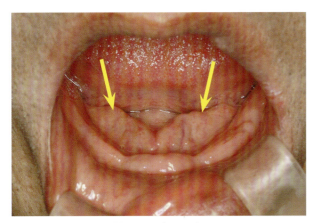

図5-4　舌下ヒダ．

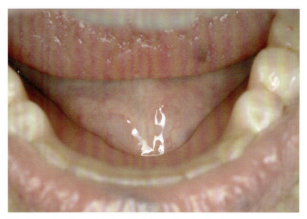

図5-5　舌下ヒダが舌下部床縁に乗り上げ，辺縁封鎖できる．

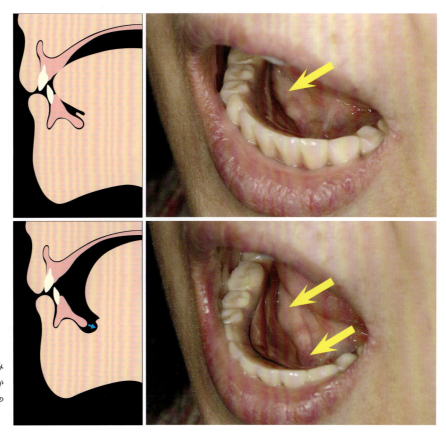

図5-6　舌が後退位をとると，舌のみならずつられて舌下ヒダも後方に引かれ，同部の義歯の辺縁封鎖がはがれやすくなってしまう．

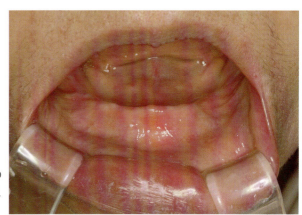

図5-7　極端な症例では，舌下ヒダのたるみがなくなり，口腔底の中に消えて真っ平らとなるものもある．

50　Ⅲ　十分な維持力を発揮する下顎義歯を作るために大事なこと

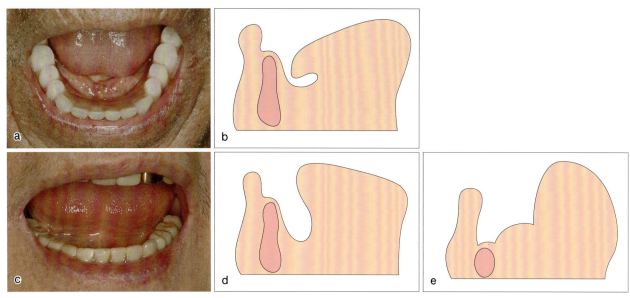

図5-8　舌の後退位の分類．
a・b：1型は舌体が後上方に引かれ，口腔底が下方に下がる．
c～e：2型は舌体が後上方に引かれ，口腔底が下方に下がる場合（d）と上方に上がる場合
　（e）とに分かれる．eでは口腔底が下がらないため，舌下ヒダの封鎖ははがれない．

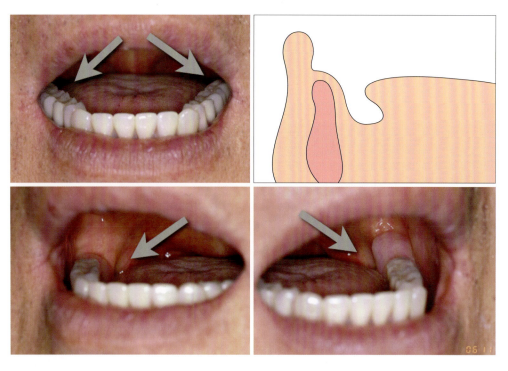

図5-9　舌の後退位の"3型"（筆者独自の分類）．舌根部が下がっている．

る（図5-9）」とする．

　通常，閉口時において舌と頰粘膜はレトロモラーパッド上で接触し，開口すると離れる．開口しても舌と頰粘膜は近い位置にあったほうが，辺縁封鎖には有利となる．しかし，舌根部が下方に沈下すると結果的に舌と頰粘膜は大きく離れてしまい，義歯の吸着にとって不利な条件となる（図5-10）．

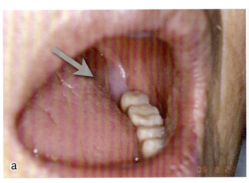
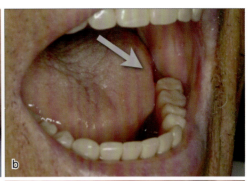
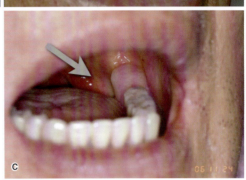

図5-10 閉口時，レトロモラーパッド上で接触していた頬粘膜と舌が，開口すると開いてくる（a）．開口したときに頬粘膜と舌の離開度が少なければ義歯床縁の封鎖に有利（b）であるが，離開度が大きいと不利（c）になる．

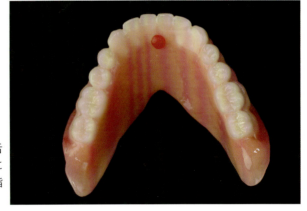

図5-11 生理的対処法．下顎前歯舌側部にレジンの小突起を付け，そこに舌の先をいつも付けてもらうように指導し，舌の正常位を習得してもらう．

3．舌の後退位への対処法

舌の後退位への対処法としては，生理的対処法，外科的対処法，技工的対処法の3つが考えられる．

1）生理的対処法

従来からある方法で，下顎前歯舌側部にレジンの小突起を付け，そこに舌の先をいつも付けてもらうように指導する（図5-11）．しかし高齢者が多いためか，実際はなかなかうまくいかないことが多い．

2）外科的対処法

閉鎖性睡眠時無呼吸低呼吸障害（OSAHD）へのアプローチとして行われているオ

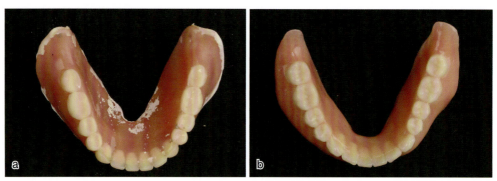

図5-12 技工的対処法．旧義歯（a）では人工歯の排列位置はより舌側寄りであり，舌側床形態も舌房を侵害しがちな傾向にある．新義歯（b）ではこれらの改善を行った．

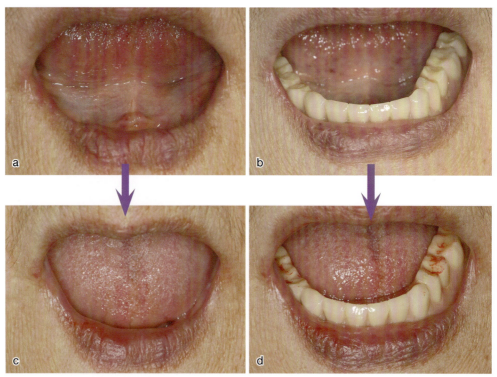

図5-13 技工的対処法による舌の位置の変化．
上段：新義歯装着直後の開口時の舌の位置．空口時（a）および義歯装着時（b）とも舌は後退位をとっている．旧義歯でも同様．
下段：2週間後の開口時の舌の位置．空口時（c）および義歯装着時（d）とも舌は正常位をとっている．

トガイ舌筋–舌骨筋前方牽引術がある[6, 7]．オトガイ舌筋の付着部の下顎骨をくりぬき，舌体を前方へ移動させることによって舌根沈下を防止する方法である．しかし，義歯の吸着・維持を目的にした場合は明らかにオーバートリートメントといえよう．

3）技工的対処法

この方法が最も現実的で有効である．

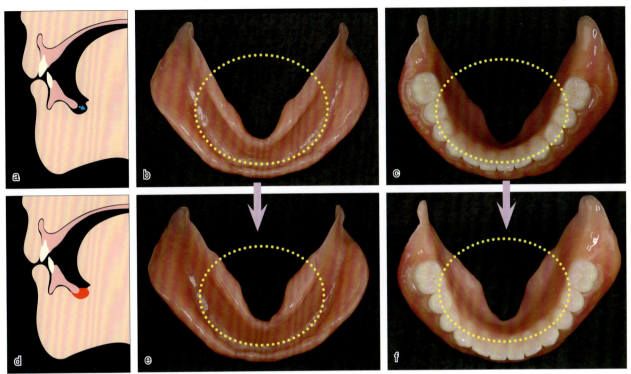

図5-14 舌が後退位をとると，舌のみならず舌下ヒダも後方に引かれ，同部から空気が入り義歯の辺縁封鎖がはがれやすくなってしまう（a～c）ため，同部を封鎖するようにレジンを添加し義歯床を延長する（d～f）．

① 義歯の舌房が狭い場合は広くする（図5-12・図5-13）．舌が後退位をとる症例のうち，義歯の歯列が狭窄している等により舌房を侵害している場合，改善して舌房を広くすると，舌が正常位に変化することがある．

② 義歯舌下部床縁を延長する（図5-14）．舌が後退位をとると，舌下ヒダも後方に引かれ，同部に空気が入り義歯の辺縁封鎖がはがれやすくなってしまうため，空気が入らないように同部にレジンを添加し，義歯床を延長する．

*

力学的安定の観点と吸着の観点の両方から臨んだ場合でも，「舌のポジション」が正常位にあることは義歯の安定に有利である．したがって，舌が後退位をとらないように，義歯製作時には舌房が狭窄しないよう注意が必要である．また，それでも舌が後退位をとる症例においては，下顎総義歯の吸着を求めるための舌下部義歯床縁の延長法も義歯の安定にとって有効である．

総義歯を製作するにあたり，舌のポジションを念頭に置き臨床に臨むことが，無歯顎患者を笑顔にするポイントとなると考えている．

ゆえに，総義歯治療において最も大事なのは「舌のポジション」である．

参考文献

1) Wright CR, Swartz WH, Gogwin WC：Mandibular denture stability. Overbeck Co, Lowell, 1961.
2) Wright CR, et al：A study of the tongue and its relation to denture stability. J Am Dent Assoc, 39

（3）：269-275, 1949.

3）上條雍彦：口腔解剖学 第5巻 内臓学（臨床編）. 1491-1492, アナトーム社，東京，2006.

4）日本補綴歯科学会 編：歯科補綴学専門用語集 第4版. 78, 医歯薬出版，東京，2015.

5）佐藤勝史：What is Suction Denture? . デンタルダイヤモンド社，東京，2014.

6）山田史郎，塩見利明 編：睡眠時無呼吸症候群の歯科保険診療. 38-41, 医歯薬出版，東京，2004.

7）外木守雄：睡眠時無呼吸症候群に対する歯科の役割：特に顎骨の移動に伴う気道容積の変化に関する研究. 日大歯学，88（2）：77-80, 2014.

Ⅲ 十分な維持力を発揮する下顎義歯を作るために大事なこと

3

「印象採得」が最も大事！

亀田行雄

印象採得は総義歯製作のスタート地点であり，ここでつまずくと，完成まで大きな誤差を含んだまま作業を行わなければならない．最初の概形印象でみても，術者により，また使用する既製トレーの種類や印象材の稠度の違いで，採れた印象の外形の誤差は優に1～2mmは生じてしまう．ところが，完成義歯における咬合調整の誤差は，咬合紙の厚みに相当する10μm程度であることが求められる．つまり総義歯製作の一連の工程で，1～2mmの誤差を10μmまで詰めていくことが必要となる．精度の高い義歯を製作するためには，最初の印象採得の誤差をできるだけ少なくすることが重要である．それにより，その後の誤差を少なくすることが容易になる（**図6-1**）．

❖ 印象採得は大きな誤差を含みやすい

　症例1は装着している総義歯の不具合で来院した無歯顎症例である（**図6-2-a・b**）．使用していた義歯は違和感が大きく咀嚼が困難であった．義歯は吸着しているものの，義歯床縁が周囲粘膜の動きの邪魔をして機能できない状態であると診断した（**図6-2-c～f**）．治療方針は，緊急で仮の総義歯を製作後，上顎は総義歯，下顎はインプラントオーバーデンチャーとすることにした．仮義歯は短期間で完成させてほしい，と患者から要望があったため，既製トレーとアルジネート印象材にて1回で印象採得し，咬合採得，完成という簡便な方法で製作した（**図6-2-g・h**）．強い吸着力が得られているわけではないが，患者は仮義歯を使用しての食事が可能となった．

　ここで旧義歯の外形と，筆者が簡便な方法で製作した仮義歯の外形を比較してみる（**図6-2-e～h**）．旧義歯の製作方法を患者にインタビューしてみると，個人トレーを製作し，コンパウンドを用いて筋形成を行い，精密印象を採得したと推測できた．術者の違いや印象方法，使用する材料の違いで，義歯の外形が大きく異なることがわかる．ただし注目すべきところは，その外形は下顎では大きく異なるが，上顎ではさほどではないということである．

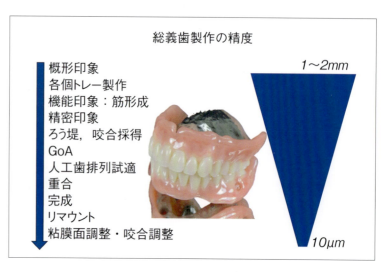

図6-1　総義歯製作ステップの誤差．

3 「印象採得」が最も大事！　57

症例 1　義歯の不具合を解決したい（35歳，男性）

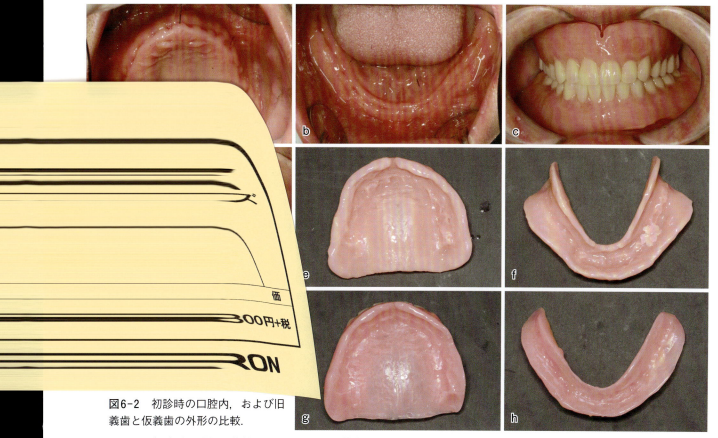

図6-2　初診時の口腔内，および旧義歯と仮義歯の外形の比較．

a・b：初診時の顎堤の状態．顎堤をみると，抜歯して間もないことがわかる．顎堤の吸収は少ない．上顎は総義歯，下顎はインプラントオーバーデンチャーとする計画とした．

c〜f：使用していたコンパウンド印象法で製作した上下顎総義歯．顎堤の吸収が少ないにもかかわらず，床縁を広く，厚く採っている．開口しても外れず吸着しているが，食事もできず使用には耐えられない．c や d をみると舌や頰粘膜の動きを阻害していることがわかる．

g・h：簡便な印象法で製作した仮義歯．既製トレーとアルジネート印象材にて1回で印象採得した．十分な吸着があるとはいえないが，患者は食事がとれるようになった．コンパウンド印象法と簡便な印象法との義歯の大きさを比較すると，術者や印象方法が異なるにもかかわらず，上顎義歯の大きさはほとんど変わらない．ところが，下顎義歯の大きさはかなり異なる．

　　　　　上顎に比べて下顎の印象の採れ方に大きな誤差が生じてしまう理由には，まず上下顎の歯肉頰移行部の運動量の違いが関係する．下顎は上顎よりも2〜3倍歯肉頰移行部が動くため[1]，その位置によって印象が採れる範囲が大きく変わりやすい（図6-3）．

　　　　　次に，義歯床縁の位置と周囲筋肉の付着が関係する．上顎では床縁の位置を決める場合，筋の付着を越えて床縁を設定できない（図6-4-a）．ところが下顎においては，筋の付着を越えて設定する部位がある（図6-4-b）．

　　　　　下顎舌側においては顎舌骨筋線（顎舌骨筋の付着部）を越えて義歯床縁を設定する．下顎頰側においても外斜線（頰筋の付着部）を越えて頰側の義歯床を延長することが

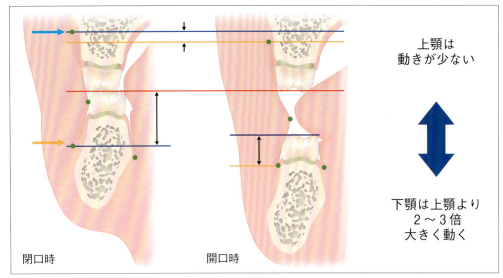

図6-3 上下顎の歯肉頬移行部の運動量の違い．下顎の印象を難しくしている一因は，上下顎の歯肉頬移行部の運動量の違いにある（文献[1]より）．上顎に比べて下顎は歯肉頬移行部の動きが2～3倍大きく，どの時点に床縁を設定するかで義歯の大きさが変わってしまう．

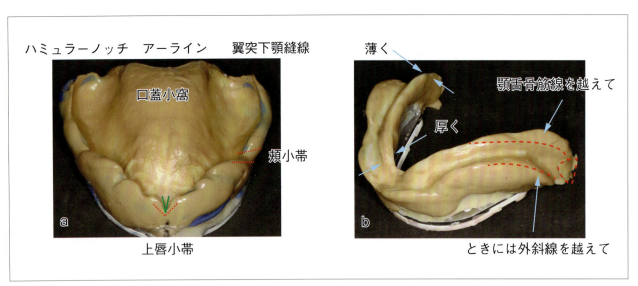

図6-4 義歯床縁の位置と周囲筋肉の付着の関係．
a：上顎では，筋の付着を越えて床縁を設定できない．
b：下顎においては，顎舌骨筋線や外斜線など筋の付着を越えて床縁を設定する部位がある．どの程度越えたらよいか，術者は判断に迷いやすい．

ある．そのため，どの程度筋の付着を越えるのかが曖昧になりやすく，結果として，上顎に比べて下顎の総義歯は術者により出来上がった義歯床の大きさに差が出ると考えられる．この不明瞭さが，下顎総義歯の印象が難しいといわれる一因となっている．

以上より，印象採得では特に下顎の場合に大きな誤差を含みやすく，下顎の印象採得の精度を向上させることが完成義歯の精度に影響する，といえる．

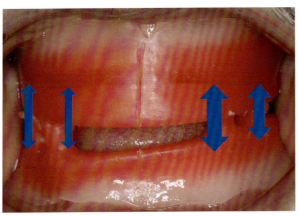
図6-5 ろう堤での咬合採得時の基礎床の動き．ワックスの軟化にはムラが出やすい．咬合時の不均等な圧は基礎床のズレとなって現れる．基礎床の適合が悪く動いてしまっては，正確な顎間関係は記録できない．

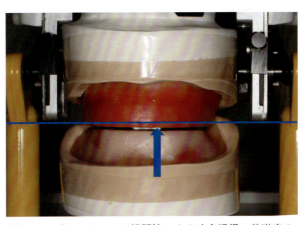
図6-6 ゴシックアーチ描記法による咬合採得．基礎床の適合が悪いと，ゴシックアーチの描記には下顎運動の軌跡と共に基礎床の動きも含まれてしまう．しかし平面に対して中央の一点で咬合採得できるため，ろう堤のような基礎床のズレは生じにくい．

❖ 印象採得の精度は咬合採得の精度に影響する

　　咬合採得は一般的にはろう堤を用いた方法が多い．その際に基礎床の適合が悪いと，正確な顎間関係を採得することはできない（図6-5）．つまり印象採得が不十分であると，その誤差は基礎床の不適合となり，咬合採得の誤差となって次のステップに引き継がれてしまうことになる．印象採得の精度を高めることが咬合採得の精度も高め，正確な顎間関係を記録することにつながる．

　このことはろう堤ばかりでなく，ゴシックアーチ描記法においても同様である．誤差の大きな印象採得で製作された不適合な基礎床では，ゴシックアーチの軌跡は顎運動の記録だけでなく，基礎床の動揺も含んだ動きであることを認識しなければならない（図6-6）．したがって，ゴシックアーチ描記法においても，精度の高い印象で得られた基礎床で記録することが重要となる．適合がよく，辺縁封鎖が得られた印象では安定した基礎床が得られるため，その後のろう堤やゴシックアーチ描記法において正確な咬合採得が可能となる．

❖ 印象採得方法は何がよいのか

1．簡便な方法と複雑な方法の比較

　日本の大学教育の多くでは，総義歯の印象法といえばまずは既製トレーとアルジネート印象材にて概形印象を採得し，各個トレーを製作してコンパウンドにて筋形成を行った後，精密印象を採得する．ところが，臨床における調査では[2]，約4割の歯科医師がアルジネート印象の1回で総義歯を製作している，という報告もある．

　はたして，手間をかけて複雑な手法で採得された印象と，短時間で簡便に採得され

た印象で，完成義歯の結果にどれくらいの差が出るのであろうか．過去の論文から検証する．

Ellinger ら[3] は，"standard（標準的な）" テクニックと "complex（複雑な）" テクニックを，その後のリコール記録で評価した．その結果，両手法に有意差はなかった，と報告している．また Kawai ら[4] は，2通りの異なる総義歯製作方法（簡易法と従来法）の特性を比較したランダム化比較試験を行った．片方の群は従来法（各個トレーを用いた筋形成による最終印象，フェイスボウと半調節性咬合器，リマウント操作あり），もう片方の群は簡易法（1回印象のみ，模型上に床外形線を描記，平線咬合器）で製作したが，簡易法でも従来法でも患者の満足度や義歯の品質に大きな差はなかった，と報告した．

このように，簡便な方法でも複雑な方法でも，完成した義歯の評価にはあまり影響しないことがわかる．では，簡便な方法で義歯を製作してもよいのだろうか？

2．機能印象法の優位性

Dimmer[5] は，下顎義歯の安定性と快適性，口腔粘膜状態に問題がある義歯患者31名において，機能的印象法の効果について評価した．その結果，下顎総義歯の機能的印象法は，下顎義歯による疼痛と機能不全を長年にわたって抱えていた患者に対し，新義歯製作において有効である，と評価した．

3．適合がよく，辺縁封鎖ができる印象法がよい

また Owen[6] は，世界各国の補綴専門医から聴取した，総義歯製作の各ステップについての意見を Delphi 法にて集約した minimum acceptable protocol を作成した．

Delphi 法とは，直接エビデンスを得ることが困難な事項に関して，専門家グループなどが持つ直観的意見や経験的判断を，反復型アンケートを使用して組織的に集約・洗練する意見収束技法である．それによると，印象方法に関しては，適合よく辺縁封鎖が得られる方法であれば，どのような手法を採用してもよい，という結論であった．

以上より，印象方法には "この方法がベスト" ということはなく，適合よく辺縁封鎖が得られる手法で行えばよいことがわかる．

❖ 新卒でもできる，吸着する総義歯製作法

筆者の歯科医院において，新卒の歯科医師も行っている総義歯製作方法の一例を紹介する．印象方法に関しては，新人でも誤差が少なく採得できる吸着印象法[1]を基盤としている．症例2は上下顎総義歯の新規製作を希望して来院した無歯顎症例である（**図6-7**）．

症例 2 上下顎総義歯の新規製作希望（72歳，男性）

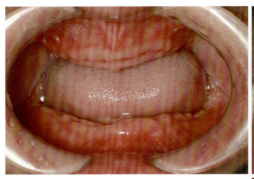
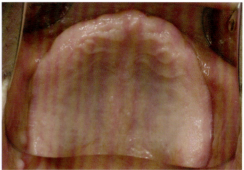
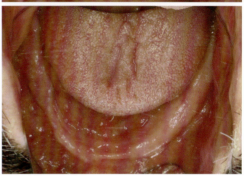

図6-7 初診時口腔内写真．下顎の顎堤を診査すると，非可動性の咀嚼粘膜は残存し，顎堤の吸収は少ない．舌下ヒダも残存，レトロモラーパッドも明瞭，後顎舌骨筋窩のスペースも十分あった．舌位や唾液量，顎関節にも異常はない．総義歯で十分対応できる症例と判断した．

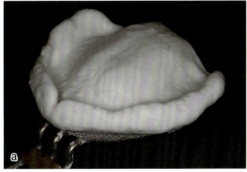
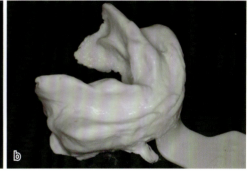

図6-8 概形印象．下顎はフレームカットバックトレーを用いたアルジネート二重印象法で行う．標準稠度より軟らかめに練った印象材をシリンジに入れ，口腔内に挿入し，硬めのものをトレーに盛り，印象した．

1．フレームカットバックトレーによる概形印象

　解剖学的ランドマークを含むよう広く採るというよりは，安静位の粘膜の形態を"そっと採る"というイメージで概形印象を採得する．一般的な既製トレーでは粘膜を押し広げて印象採得することがある．そのため，頬側の枠のないフレームカットバックトレー（製造販売：YDM，発売：モリタ）を用い，アルジネート印象材のコシを利用して閉口位にて採得する．閉口位にて採得された概形印象（図6-8-b）は，レトロモラーパッドの後縁が明瞭となっているため，義歯の後方限界も明瞭となる．

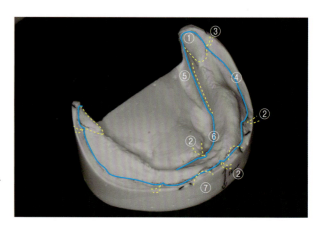

図6-9 各個トレーの外形線の設計．
① レトロモラーパッドはすべて覆う．
② 小帯は十分に避ける．
③ 染谷のスジ[7]は避ける．
④ 頰側部は最深部．
⑤ 舌側部後方は顎舌骨筋線より2～3mm越える．
⑥ 舌側部前方は最突出部．
⑦ オトガイ筋付着部は半分覆うか，避ける．

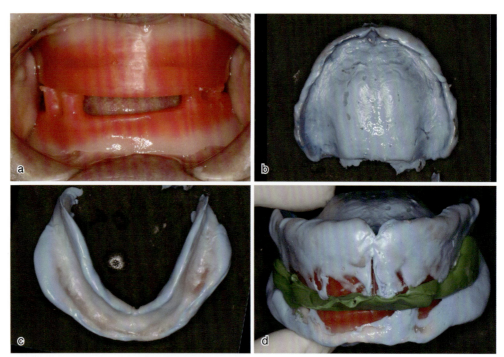

図6-10 精密印象．ろう堤付き各個トレーにて仮の咬合採得後（a），患者主導で閉口機能印象を採得した（b・c）．最後に正確な顎間関係を記録した（d）．

2．下顎総義歯吸着のための各個トレー外形線

閉口機能印象を採得する際に，各個トレーの外形線の設計は重要となる（図6-9）．

3．術者主導でなく患者主導の閉口機能印象

概形印象にて得られた模型から規格模型を製作し，ろう堤付き各個トレーを製作する．まずは仮の咬合採得を行う（図6-10-a）．その後，上下顎の精密印象を閉口位にて採得する（図6-10-b・c）．本症例では，下顎はソフトライナー（販売：ジーシー）で一次印象を行い，シリコーン印象材で二次印象を採得した．印象採得時には，術者が患者の頰などを動かすのではなく，患者に以下の5つの機能運動を行わせ，患者主導で閉口機能印象を行った．

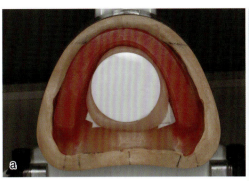
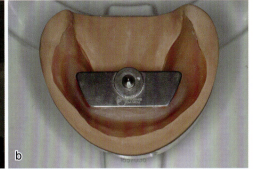
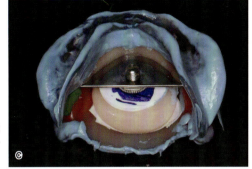

図6-11 ゴシックアーチ描記法を用いた，上下顎の印象体での咬合採得．印象の精度と咬合採得の精度を高めるための手法．

① うーいーうーいー（口唇の突出と口角の牽引）．
② あー（開口）．
③ 上口唇を舐めさせる．
④ 舌で下顎前歯部ろう堤を押すようにする．
⑤ 嚥下運動．

以上により，機能時にも義歯全周の辺縁封鎖が破られない印象が採得できる．

4．ゴシックアーチ描記法を用いた咬合採得

通法では，基礎床にゴシックアーチトレーサーを装着し（図6-11-a・b），描記後に顎間関係の記録を行う．本法では，より精密な顎間関係を記録するために，基礎床にて再度精密印象を採得し，その印象体にてゴシックアーチを描記後，咬合採得を行った（図6-11-c）．機能運動を行う際には描記針などの装置が邪魔をするため，可撤式にしたうえでワックスで咬合高径を確保し精密印象を行った．これにより，最も口腔内に適合した印象体で咬合採得できるため，正確な顎間関係が記録できる．

5．人工歯排列

下顎総義歯の吸着を阻害しないよう，臼歯部人工歯は顎堤の幅のほぼ中央を目安に排列し，舌と頬粘膜で封鎖しやすい研磨面形態とした．

患者主導の印象法は，術者のスキルの違いが出にくい方法である．とはいえ，新卒歯科医師にとって1回で完璧な印象が採れるとは限らない．本症例では，咬合採得時

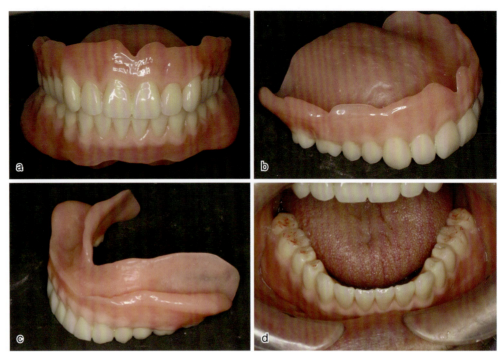

図6-12 完成した上下顎総義歯．機能時にも義歯全周が軟らかい粘膜で覆われ，辺縁封鎖が破られないことで総義歯は吸着し，結果として患者満足度は高くなる．

とゴシックアーチ描記時の2回，精密印象を採得した．もし，それでも満足する印象が採れない場合には，人工歯排列時に咬座印象を採得することができる．3回のチャンスがあれば，新卒の歯科医師であっても経験不足を補うことができるであろう．

6．総義歯完成

開口時にも義歯は外れることなく（図6-12-d），慣れるまでは患者自身も下顎総義歯を外しにくいほど吸着した．印象採得の精度を高めることが，総義歯が完成するまでのすべての工程の精度を高めると考える．

参考文献

1) 阿部二郎ほか：4-STEP で完成 下顎吸着義歯と BPS パーフェクトマニュアル．クインテッセンス出版，東京，2011．
2) 野澤康二：総義歯製作工程および解剖学的ランドマークについての歯科技工士調査．日本顎咬合学会誌 咬み合わせの科学，33（1-2）：23-30, 2013．
3) Ellinger CW, Wesley RC, Abadi BJ, Armentrout TM：Patient response to variations in denture technique. Part Ⅶ：Twenty-year patient status. J Prosthet Dent, 62（1）：45-48, 1989.
4) Kawai Y, Murakami H, Shariati B, Klemetti E, Blomfield JV, Billette L, et al：Do traditional techniques produce better conventional complete dentures than simplified techniques ?. J Dent, 33（8）：659-668, 2005.
5) Dimmer A：A clinical assessment of a functional impression technique for the complete lower denture. Gerodontics, 1（5）：217-219, 1985.
6) Owen CP：Guidelines for a minimum acceptable protocol for the construction of complete dentures. Int J Prosthodont, 19（5）：467-474, 2006.
7) 染谷成一郎：下顎第二大臼歯遠心部およびレトロモラーパッド前縁部付近に見られるスジの報告．日本顎咬合学会誌 咬み合わせの科学，28（1-2）：14-20, 2008．

Ⅲ 十分な維持力を発揮する下顎義歯を作るために大事なこと

4

「人工歯排列」が最も大事！

松下　寛

❖ 人工歯の排列位置の重要性

まず人工歯排列の考慮により，機能性と審美性を大幅に改善した症例を紹介する．

図7-1に初診時の口腔内所見，装着していた上下の義歯，顔貌所見を示す．前歯部・臼歯部ともに筆者が標準と考える位置よりも舌側に排列されており，そのために機能性と審美性が損なわれていると判断した．**図7-2**は義歯新製後の所見だが，旧義歯よりも顔貌や顎堤に調和した位置に人工歯排列を行うことで，日常の咀嚼効率も見た目も大幅に改善し，患者さんの満足度も大きく向上した．

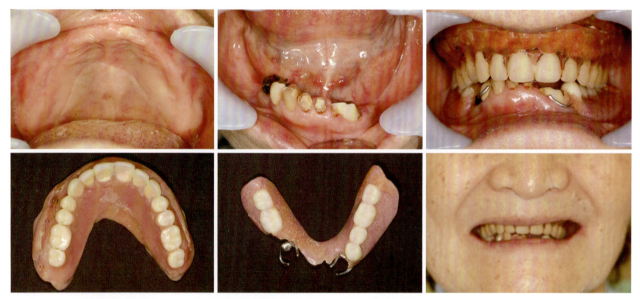

図7-1　初診時の口腔内，義歯，顔貌所見．

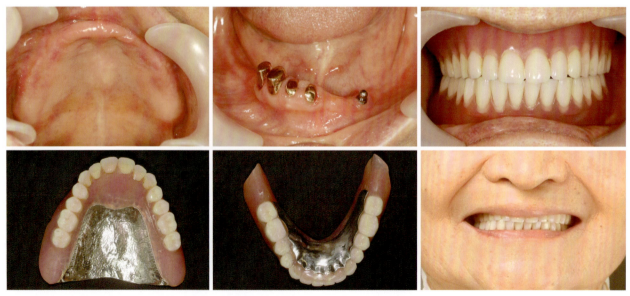

図7-2　義歯新製後の口腔内，義歯，顔貌所見．機能性・審美性とも大幅に改善し，患者さんの満足度も高かった．

❖ 人工歯排列の2つの大きな役割と原則

先の症例からもわかるように，人工歯排列には2つの大きな役割と原則がある．これらを原則どおりに行うことで，義歯作製の成功率は確実に高まる．

① 咀嚼・嚥下などの機能性を確保するための臼歯部の人工歯排列
② 審美性を確保するための前歯部の人工歯排列

以下，この2つの観点で人工歯排列の重要性について述べていく．

1．機能的側面での人工歯排列の重要性

まず，機能的側面での臼歯部の人工歯排列の役割について説明する．

1）周囲組織と調和した「本来歯があった位置」に排列し，義歯の維持安定を高める

Gysiの歯槽頂間線法則[1, 2]に代表されるように，従来の教育現場では力学的な安定を主眼として，臼歯部の咬合接触時に義歯床が転覆しない頰舌的な位置に人工歯を排列することが基準とされてきた（**図7-3**）．しかし，この基準は咬合時の義歯床の力学的安定は得られるものの，人工歯の排列位置が舌側寄りになるため，舌房が狭くなる問題点が指摘されてきた．

その一方，Wattら[3]を端緒として，舌や周囲粘膜筋組織のスペースを侵害せず，生理学的に受容しやすい「本来歯があった位置」に人工歯を排列する考えがみられるようになる（**図7-4**）．下顎の顎堤条件が極端に不良でなければ，この「本来歯があった位置」に人工歯を並べる排列方法で義歯の維持・安定が達成でき，かつ患者さんの受容性も高いことが，多くの臨床例で示されてきた．

図7-5は，筆者がWattら先人の報告例を基にして，妥当と思われる人工歯の排列基準をまとめたものである[5]．近年では，人工歯排列位置をより合理的に決定するために，模型分析という手法が用いられている[6]．この手法は，顎堤上のランドマーク

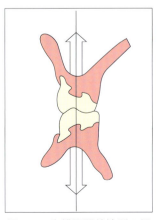

図7-3 歯槽頂間線法則の概念図（文献[2]より改変）．

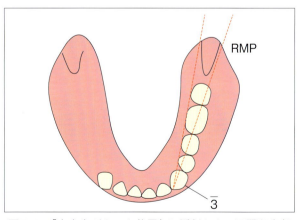

図7-4 「本来歯があった位置」に近似した，下顎臼歯部の排列基準とされるPoundのラインの概念図（文献[4]より改変）．

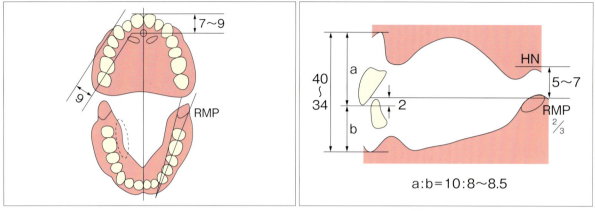

図7-5 著者が現在妥当と考えている人工歯排列の基準(文献[5]より改変).

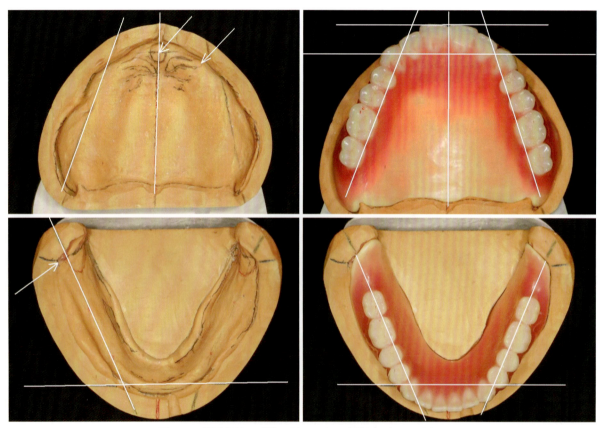

図7-6 模型分析の手法に則って人工歯排列を行った例.

と呼ばれる解剖学的指標を基準として,人工歯の排列位置を決定するものである(**図7-6**).この手法を用いることでエラーを少なくし,かつ,より生理的に受容しやすい位置に人工歯排列を行うことが可能になった.

2)症例によっては歯槽頂間線法則が有効な場合もある

顎堤条件が良好でないケースでは,咬合接触時に義歯床の転覆を起こし,片側性の咬合平衡が保てなくなる場合がある.このときには,臼歯部の人工歯排列位置を意図的に舌側寄りにして再排列を行い,歯槽頂間線法則を準用して義歯床の咬合時の安定

4 「人工歯排列」が最も大事！ 69

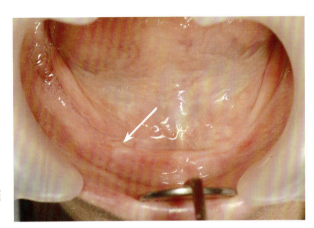

図7-7 義歯調整を繰り返すも下顎顎堤に褥瘡が絶えない例．

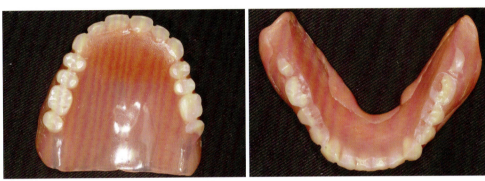

図7-8 咬合調整を繰り返し，かつ義歯床内面には粘膜調整剤を貼り付けたまま経過している．

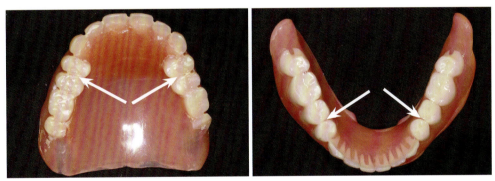

図7-9 上顎小臼歯部舌側咬頭を意図的に舌側寄りに修正し，それに合わせた形で人工歯を舌側寄りに意図的に排列・作製した下顎総義歯．顎堤粘膜の脆弱性のため粘膜調整剤はまだ必要であるが，褥瘡の頻度は減少した．

を図るケースもある（**図7-7～図7-9**）．要は，症例の難易度に応じて，臼歯部人工歯排列の概念を柔軟に適応させることが肝要である．

3）下顎吸着総義歯を達成する必要条件として

筆者は，下顎総義歯については阿部二郎氏の推奨する「下顎吸着総義歯」を実践する立場にある．この「吸着」を達成するためには，舌がリラックスし，舌の側面が下顎総義歯舌側研磨面に接触し，かつ舌の先端が下顎前歯部舌側研磨面に近接あるいは接していることが条件の1つとされている（**図7-10**）．

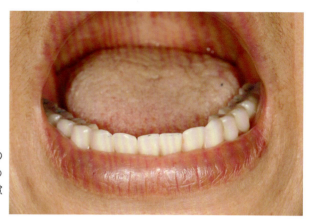

図7-10 下顎総義歯吸着のために望ましい舌のポジション．このような舌の位置を確保するためには，舌房を阻害しない臼歯部人工歯排列の考慮が必要となる．

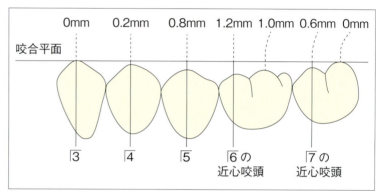

図7-11 臼歯部人工歯排列の際に考慮すべき調節彎曲の付与（文献[2]より改変）．

　このような舌ポジションを得るためには，臼歯部人工歯の頬舌的排列位置が舌のスペースを侵さないよう排列されている必要がある．そのため前項で提示した「本来歯があった位置」での排列が，ここでも必要条件となってくる．

4）咬合機能時の両側性・前後バランスを達成しやすくする

　臼歯部人工歯排列でもう1つ重要なことは，咬合咀嚼時の両側性および前後のバランスが達成できていることである．顎堤粘膜に固定されていない総義歯では，咀嚼時に，咬合接触そのものが義歯床を安定させるような咬合様式が必要となってくる．このため，臼歯部排列に際しては調節彎曲に代表されるような排列位置の調節を行い，咬合調整後の両側性・前後のバランスが効率よく付与されるように，従来から基準が提示されている[2]（図7-11）．

2．審美的側面での人工歯排列の重要性

　次に，前歯部の人工歯排列について審美性の獲得の観点から述べてみたい．

1）審美的に調和した「本来歯があった位置」を推測する

　前歯部，特に上顎前歯については，審美性の観点から天然歯の植立位置を近似的に再現する必要がある．臼歯部の排列の項で述べた模型分析の手法がここでも用いられている[5]．これは切歯乳頭，第一横口蓋皺襞といった，顎堤上の解剖学的な指標を基にして，そこからの一定方向と距離を上顎前歯人工歯の基準の位置とする手法である

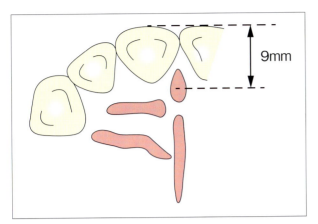

図7-12 日本人の場合，上顎中切歯切縁の前後的位置は，切歯乳頭中央部から前方9mmが妥当と筆者は考える（文献[5]より改変）．

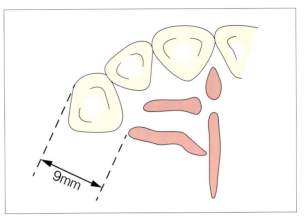

図7-13 上顎犬歯の唇側面の位置は，第一横口蓋皺壁外側端から前方9mmにするとされている（文献[5]より改変）．

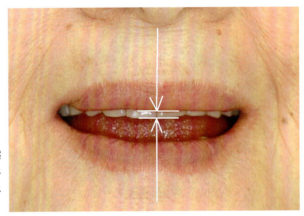

図7-14 口唇がリラックスした状態で上顎前歯の切縁が1～2mm程度みえる状態が，審美的に望ましいとされている．

（図7-12・図7-13）．

2）細かい顔貌との調和は，実際に口腔内で排列位置を調整する

　模型上での排列位置の推測に加えて，上顎前歯部については，義歯を口腔内に入れたときの口唇と上顎前歯切縁の位置関係が，顔貌との調和の点で重要となる．口唇をリラックスさせた状態で上顎の義歯を入れて上口唇の下端と上顎前歯の切縁が一致しているか，あるいは上顎前歯切縁が2mm程度下方に位置しているのが上顎前歯の上下的位置の標準とされている（図7-14）．また，患者さんが笑顔を作った際に，上顎前歯が上口唇と調和して綺麗なスマイルラインを形成できるかどうかも，重要なポイントとなる．

　このような前歯部の排列位置と顔貌との調和は，事前に模型分析の手法で標準的な位置に人工歯を排列したうえで，さらにろう義歯を口腔内に試適し，患者さんの同意を得ながら細かい排列位置の調整をすることが必須となる．このプロセスを丁寧に行うことで患者さんとの協力関係の強化，患者さんの新義歯装着意欲の向上，実際に顔貌所見が改善されることによる社会生活意欲の向上，などが期待できる．

Ⅲ 十分な維持力を発揮する下顎義歯を作るために大事なこと

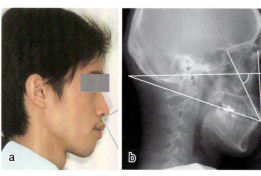

図7-15　日本人の有歯顎患者さんの側貌．
a：鼻下の上口唇の唇側への突出傾向に注目．
b：セファログラム．上顎中切歯の基準平面に対する傾斜角が大きく，歯軸の唇側の傾斜角度が大きいことがわかる．

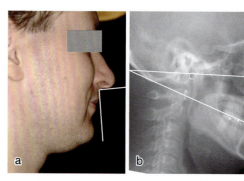

図7-16　欧米人の有歯顎患者さんの側貌．
a：鼻下の上口唇は平坦な傾向にある．
b：セファログラム．上顎中切歯の基準平面に対する傾斜角は小さく，歯軸の唇側の傾斜角度が小さいことがわかる．

3）人種による上顎前歯部排列位置が異なる可能性の示唆

　私見ではあるが，上顎前歯部の排列位置と顔貌所見については，日本人などのアジア人と欧米人では特に側貌に差があると考えている．

　矯正治療の症例を参考に提示する．**図7-15**は有歯顎の日本人の側貌である．上口唇のラインと鼻下のラインによって形成される角度が比較的小さいことがわかる．一方，**図7-16**は有歯顎の欧米人の側貌である．上口唇と鼻下の相互のラインによって形成される角度は比較的大きな値を示している．言い換えれば，日本人をはじめとしたアジア人では鼻の下の上口唇が出ており，欧米人では比較的鼻の下の上口唇が平坦である，ということが示唆される．両者のセファログラムを比較すると，上顎前歯部の脳頭蓋の基準平面に対する角度は日本人では小さく，欧米人では大きくなっている．つまり，アジア人と欧米人の下顔面の側貌の差異は，上顎前歯部の歯軸の傾斜角度の差異に起因する可能性がある．これらの状況から，アジア人と欧米人とでは，前歯部の人工歯排列の基準をそれぞれ独自に設定する必要性があると筆者は考えている．この件については機会を改めて症例分析を行い，結果を提示したいと思う．

*

　以上，総義歯における人工歯排列の重要性について述べてきた．咬合関係の付与，適切な印象採得と相俟って，人工歯排列を的確に行うことで総義歯臨床の成功率が高くなる．読者の先生方の一助になれば幸いである．

参考文献

1）Gysi A：Practical application of research results in denture construction. J Am Dent Assoc, 16（2）：199-223, 1929.
2）根本一男：歯科技工全書 全部床義歯．医歯薬出版，東京，1967.
3）Watt DM, MacGregor AR：Designing Complete Dentures. WB Saunders Co, Philadelphia, London, Tronto, 1976.
4）松下　寛：これならできる明快総義歯作り．砂書房，東京，2003.
5）松下　寛：総義歯臨床のHands-on．デンタルダイヤモンド社，東京，2012.
6）阿部二郎，小久保京子，佐藤幸司：4-STEPで完成 下顎吸着義歯とBPSパーフェクトマニュアル．クインテッセンス出版，東京，2011.

IV まとめ

総義歯治療で最も大事なことは何か？

阿部二郎

重要視されるべき2つの課題

　無歯顎患者を総義歯で満足させるために重要なこと，それは，松丸氏が引用した Fenlon の論文が示している，“適切な下顎位を得ること”と“十分な維持力を発揮する下顎義歯を作ること”の2つに尽きる．臨床において患者さんが満足できる義歯を作るためには，口腔という3次元的な空間の中でたった1つの快適な咬頭嵌合が得られる場所を求め，そして，顎堤に吸着する下顎義歯を製作することが必要である．

　“適切な下顎位を得ること”について，齋藤氏，山崎氏は，ゴシックアーチ法を通じて適正な下顎位の採用法について述べたばかりでなく，咬合が不安定な患者の下顎位決定法も提示した．また，“十分な維持力を発揮する下顎義歯を作ること”について，亀田氏は「下顎総義歯の吸着を達成するためには，1カ所でも空気が漏れる場所を作らないこと」を前提に吸着印象法を提案し，市川氏と佐藤氏は，吸着が破壊されやすい2つの場所の封鎖機序とその方法を述べた．さらに松下氏は，天然歯の本来あった位置に人工歯を排列することを主張しつつ，人工歯の舌側寄り排列が舌側後退を招き，その結果，舌側部の封鎖が破壊されることについて解説した．こうしてみると，彼らの論文が，適正な下顎位を得ることの重要性と下顎義歯を顎堤に吸着させることの2つに集約して組み立てられていることに気づく．

快適な咬合高径と適正な水平下顎位の採得

　まずはじめに，なぜ，一番大切なことが顎間関係の再現，すなわち快適な咬合高径の採得と適正な水平下顎位の採得なのか？　について考えてみたい．それは，咀嚼筋が最も素直に活動する場が必要だからであり，結果，安定した咀嚼や発音などの機能，加えて十分な審美も獲得できるからである．

　実は，よい機能を得ることと，よい顔立ちを作り上げることは臨床では合致している．審美性の向上は，間違いなく義歯に対する満足度を高める重要な要素である（**図 8-1・図 8-2**）．

1．印象よりも咬合採得が大切

　今まで使っていた患者の義歯の咬合高径が低かったのだから，あるいは，義歯の高径を故意に低く作ることで，義歯の動揺や転覆の支点を下げる技術を薦める術者もいる．もちろん，それで上手くいく場合もあるだろう．しかし一般的には，咬合が不安定になり貧相な顔貌となる．そして，最終的には，義歯による痛みが絶えず発生し，患者の信頼を失うことにもつながる．

　総義歯のみならず，すべての補綴の成功は，素直な咀嚼筋の活動とともに作り上げられる両側臼歯部の後ろ噛みの達成によって成立する．また，どんなに素晴らしい印

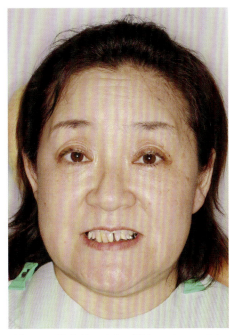

図8-1 治療前．咬合が低位でClass Ⅲの顔貌．

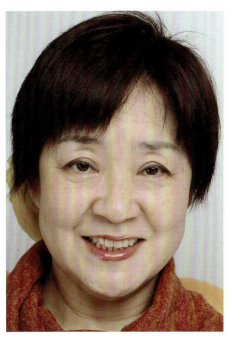

図8-2 治療後．快適な咬合高径と適正な下顎位が義歯の機能と審美性を高める．

象が採れても，咬合採得が上手くできなければ人工歯排列どころではなくなる．また，嚙み合わせにズレが生じれば義歯は顎堤上で滑り，痛みが治まらない．したがって，最優先されるべき事項は，上下顎が快適な高さで嚙み合う一点を獲得することである．咬合不安定で嚙み合わせの位置が一点で定まらないケースは，次から次へと痛みを繰り返すため，義歯の製作にとっては最も厄介なケースとなることはいうまでもない．

2．印象は重要ではないのか？

アルジネート単独印象で義歯を作る歯科医師がまだまだいて，多くの患者がその義歯を使って生活していることも事実である[1]．義歯床に解剖学的なランドマークがきちんと含まれていて，咬合採得が上手くいった義歯であれば，そこそこ嚙める義歯になることを裏づけている．これが，印象よりも咬合採得のほうが重要であるとする根拠である．

現在，海外を中心にCAD/CAM義歯が流行りつつあるが，印象は既製トレーで採得するクオリティーの低いものであっても，製作過程の中に必ずゴシックアーチ描記が含まれている．印象採得のレベルは術者によってさまざまであるため，嚙み合わせだけをしっかり採得できれば，臨床的に大きな問題は起こらないと考えているからである．大量受注をムラなくこなす歯科産業側において，印象よりも安定した嚙み合わせの位置を重要視することは，とても賢い方法といえる（図8-3）．

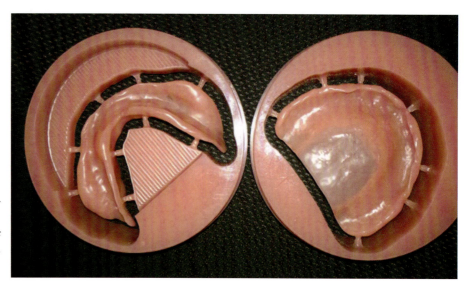

図8-3 ミリングされたベースレジン．圧縮重合されたレジンディスクから削り出されたベースレジンで，石膏膨張や重合収縮のエラーをなくすことができる．

❖ 強い維持力を発揮する下顎義歯吸着印象

1．総義歯製作技術が変わるべき時代：下顎コンパウンド印象法と吸着法

　しかし，既製トレーによる単純な印象法では，義歯のクオリティーは高まらない．印象採得の善し悪しは義歯のクオリティーを左右する最大の要素であり，特に，2つ目のテーマである"十分な維持力を発揮する下顎義歯を作ること"を達成するためには，下顎義歯を顎堤に積極的に吸着させなければならない．したがって，これまでの印象法から新しい吸着義歯製作法へと，臨床の目標を大きく変えなければならない．筆者は，約50年もの間，大きな改革がみられなかった総義歯製作技術が時代の流れに合わせて変わるべき時が来たと考えている．

　十分耐圧面積を獲得し義歯の維持と安定を求める，とした従来型のコンパウンドテクニックは，筋活動の邪魔にならない範囲で可能な限り床面積を拡大し，義歯の維持と安定を獲得する方法である．しかし，義歯床による全周封鎖を目的とする下顎総義歯吸着技術とは根本から異なることを理解しなければならない．また，世界論文からの要求は，うがった見方をすれば下顎義歯を可能な限り顎堤に吸着させることと一致していて，われわれのスタディーグループの調査では，その吸着成功率は約87％である．

　吸着理論は，"上顎，下顎を問わず，義歯床全周が口腔粘膜によって封鎖される，1カ所でも空気の入る場所があれば，上顎義歯は落下し，下顎義歯は浮き上がる"という，きわめて単純で当然の理屈から成り立っている．その中で，下顎のレトロモラーパッド部と舌下ヒダ部の2カ所は，最も封鎖破壊が起こりやすい場所であり，市川氏，佐藤氏が封鎖機序を明確にしたことで，吸着成功率が向上し，義歯の安定が増す

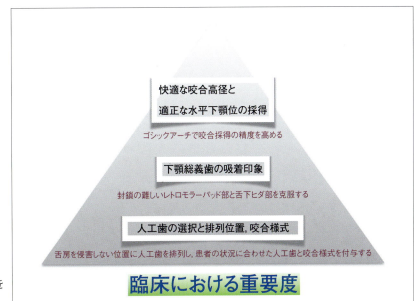

図8-4 総義歯臨床における重要度を示すピラミッド．

ことはいうまでもない．

2．より高度な吸着成功率を保つために

多くの臨床家はこれまで実践してきた独自の義歯製作方法を持っているため，そこに吸着技法を加えようとしてしまい，失敗に終わるケースが多くみられる．下顎吸着義歯の製作法は，これまでの義歯製作法とはまったく異なる概念からスタートしているのであるから，その成功率を上げるためには，はじめから終わりまで吸着義歯の製作工程に則って義歯を完成させることが上達の近道である．

❖ 人工歯排列と咬合様式の重要性は？

吸着にとって有利となる人工歯排列の基本は，患者の舌位を安静な位置に誘導することである．臼歯の排列位置が内側に寄れば，舌房を侵害し，その結果，舌が後退して舌側床縁から空気が侵入してしまう．楽な舌位が封鎖の安定を増すことにつながる．

一方，世の中にはリンガライズドオクルージョンやフルバランスドオクルージョン，犬歯誘導，モノプレーンオクルージョンなど，さまざまな咬合様式が存在する．"1つの咬合様式が絶対である"とは言い切れず，患者の状況に合わせて選択しているのが現実である．したがって，咬合様式は患者の快適さに微妙に影響するものの，患者満足度においては，一歩下がったポジションにあるといえる．

スピーディーな技術躍進

　過去に比べ，特に都心部の無歯顎者数は確実に減少していて，若手歯科医師が総義歯治療の十分な経験を積むことが難しい．製作技術をより簡便化し，誰にでも早く学べる方法に歯学教育が切り替わることで，患者の満足度が上がるのであれば，選択の余地はない．そして，冒頭で示した患者を満足させるための2つの課題を日常臨床で克服してもらうためには，治療のシステム化が鍵となるであろう．精密印象と同時にゴシックアーチ描記が可能なBPS法（Bio-functional Prosthetic System）に代表される義歯製作システムの採用，あるいはそれを進化させたシステムの開発が必須となるであろう．

お わ り に

　上下無歯顎者の総義歯製作にあたり，最も大事なことは何か，について7名の歯科医師が述べた．しかし，現実は"言うは易し，行うは難し"である．少ない保険点数の中でゴシックアーチや個人トレーを用いた精密印象を十分に行うだけの費用対効果が生み出せないのが，わが国の現実だからである．義歯を極めたい人，義歯治療にあまり興味のない人が散在すると思うが，歯科医師の職に就いた以上は総義歯の分野にも向上心を持ち続けてほしいと願う．

参考文献

1）野澤康二：総義歯製作工程および解剖学的ランドマークについての歯科技工士調査．顎咬合誌，33（1-2）：23-30，2013．

索引

【欧文】

BPS 法（Bio-functional Prosthetic System） 78
BTC ポイント 37
CAD/CAM 義歯 75
Delphi 法 13, 60
EBM 10
Go-A 30
Posselt 23

【あ】

アペックス 30
アンテリアプラットホーム 33, 34
印象採得 56
　　——の精度 59

【か】

下顎位決定法 74
下顎限界運動路 23
下顎総義歯吸着技術 76
顎間関係 18
各個トレー外形線 62
患者満足 14
患者満足度 12, 18
患者誘導法 22
関節円板 19
顔貌 66, 71
義歯吸着 48
基準ろう堤 19
機能印象法 60
機能性 66
吸着 69
吸着印象法 74
吸着する総義歯製作法 60
吸着理論 76

咬合高径の採得 74
咬合採得 18, 19, 28
　　——の精度 59
口唇 71
咬頭嵌合位 23
ゴシックアーチ 28
ゴシックアーチトレーサー 22
ゴシックアーチ描記法 22, 63
コンパウンドテクニック 76

【さ】

歯槽頂間線法則 67, 68
術者誘導法 22
上顎前歯切縁 71
人工歯排列 63
審美性 66, 70
水平下顎位の採得 74
水平的下顎位 19
切歯乳頭 70
舌の後退位 46
　　——の"3型" 50
　　——の分類 48, 50
　　——への対処法 51
舌房 67
舌ポジション 70
セファログラム 72
側貌 72
染谷のスジ 38

【た】

第一横口蓋皺襞 70
タッピングポイント 30
タッピング法 22
中心位 23
中心咬合位 23

調節彎曲 70
適切な下顎位 13

【な】

二態咬合 21

【は】

封鎖機序 74
フレームカットバックトレー 61
閉口機能印象 62
辺縁封鎖 60

【ま】

模型分析 67, 71

【や】

翼突下顎ヒダ 36
翼突下顎縫線 36

【ら】

ランドマーク 67
力学的安定 47
両側臼歯部の後ろ噛みの達成 74
レトロモラーパッド 36

＜HYORONブックレット＞

◆「HYORONブックレット」は，月刊『日本歯科評論』誌上でご好評をいただき，バックナンバーとしても多くのご要望があった特集などを，雑誌掲載後の情報も適宜追加し，ワンテーマの書籍として読みやすく再編するシリーズです．

◆本書は，2015年12月号掲載「特集：総義歯治療で最も大事なことは何か？」（著／亀田行雄，市川正人，齋藤善広，山崎史晃，松下　寛，佐藤勝史，松丸悠一，阿部二郎）を再編しました．

本書の複製権・公衆送信権（送信可能化権を含む）は，(株)ヒョーロン・パブリッシャーズが保有します．本書を無断で複製する行為（コピー，スキャン，デジタルデータ化など）は，著作権法上の限られた例外（私的使用のための複製）を除き禁じられています．また私的使用に該当する場合でも，請負業者等の第三者に依頼して上記の行為を行うことは違法となります．

JCOPY ＜(社)出版者著作権管理機構　委託出版物＞

本書を複製される場合は，そのつど事前に(社)出版者著作権管理機構（Tel 03-3513-6969，Fax 03-3513-6979，e-mail：info@jcopy.or.jp）の許諾を得てください．

HYORON ブックレット

総義歯治療で最も大事なことは何か？

2017年11月15日　　第1版第1刷発行　　　　　　　　＜検印省略＞

編著者　阿部二郎・亀田行雄

発行者　髙津征男

発行所　株式会社ヒョーロン・パブリッシャーズ

〒101-0048　東京都千代田区神田司町2-8-3　第25中央ビル
TEL 03-3252-9261～4　振替 00140-9-194974
URL：http://www.hyoron.co.jp　E-mail：edit@hyoron.co.jp
印刷・製本：錦明印刷

©ABE Jiro, KAMEDA Yukio et al, 2017 Printed in Japan
ISBN978-4-86432-041-2 C3047
落丁・乱丁本は書店または本社にてお取り替えいたします．